Franke/Witte

Das HEDE-Training®

Verlag Hans Huber

Programmbereich Gesundheit

HUBER

Alexa Franke
Maibritt Witte

Das HEDE-Training®

Manual zur Gesundheitsförderung auf Basis der Salutogenese

Verlag Hans Huber

Lektorat: Dr. Klaus Reinhardt
Herstellung: Daniel Berger
Umschlaggestaltung: Claude Borer, Basel
Druck und buchbinderische Verarbeitung: AZ Druck und Datentechnik GmbH, Kempten
Printed in Germany

Bibliographische Information der Deutschen Nationalbibliothek
Die Deutsche Nationalbibliothek verzeichnet diese Publikation in der Deutschen Nationalbibliographie; detaillierte bibliographische Daten sind im Internet über http://dnb.d-nb.de abrufbar.

Anregungen und Zuschriften bitte an:
Verlag Hans Huber
Lektorat Medizin/Gesundheit
Länggass-Strasse 76
CH-3000 Bern 9
Tel: 0041 (0)31 300 4500
Fax: 0041 (0)31 300 4593
verlag@hanshuber.com
www.verlag-hanshuber.com

1. Auflage 2009

ISBN 978-3-456-84774-0

Inhalt

Vorwort

In unterschiedlichen Projekten haben wir am Lehrstuhl für Rehabilitationspsychologie der TU Dortmund das Salutogenese-Konzept erforscht und konzeptionell weiterentwickelt. 1997 brachte Alexa Franke die deutsche Übersetzung des Buches „Unraveling the Mystery of Health" von Aaron Antonovsky heraus. Ende der 1990er Jahre wurden unter ihrer Leitung zwei auf dem Konzept der Salutogenese beruhende Projekte zum Konsum von Alkohol und Medikamenten bei Frauen durchgeführt (Franke et al. 1998; Franke et al. 2001), und mehrere Dissertationen untersuchten bei so verschiedenen Gruppen wie Rheumapatientinnen und -patienten (Witte 2004), ehemaligen Drogenabhängigen (Nachbar 2004), Migrantinnen (Pourgholam-Ernst 2001) oder auch bei einer Gruppe von Psychiatriepatientinnen und -patienten, die sich als Pilger von Herne in Westfalen auf den Weg nach Santiago de Compostela begeben haben (Brieseck 2006), diverse Fragestellungen zum Einfluss der im Salutogenese-Modell als gesundheitsförderlich postulierten Variablen auf das Verhalten und Erleben der Betroffenen.

Und so unterschiedlich die Fragestellungen, die untersuchten Gruppen und dementsprechend die Ergebnisse im Einzelnen auch waren, eins zeigte sich immer: Das Kohärenzgefühl hatte entscheidenden Einfluss, und hohe Werte des Kohärenzgefühls standen mit besseren Werten psychischer und auch physischer Gesundheit in Verbindung. Dass international vergleichbare Daten berichtet wurden (Eriksson 2007), stärkte unsere Überzeugung, dass das Kohärenzgefühl eine wichtige Variable ist, die Menschen befähigt, Anforderungen zu meistern, weniger Stress zu erleben, gelassener zu sein, gesünder zu bleiben.

Diese wachsende Überzeugung wurde für uns zu einer Herausforderung. Denn sie führte uns – „von Haus aus" klinische Psychologinnen und psychologische Psychotherapeutinnen – geradezu zwangsläufig zu der Frage, wie sich das Kohärenzgefühl mit Hilfe konkreter Übungen steigern lässt. Daran, dass es sich steigern lässt, hatten wir keinen Zweifel. Antonovskys diesbezügliche Skepsis scheint uns durch die neuere Forschung widerlegt zu sein (vgl. Kap. 1.1). Und so beschlossen wir, ein Training zu entwickeln, das die Annahmen des Salutogenese-Konzepts über förderliche Bedingungen von Gesundheit und Kohärenzgefühl praktisch umsetzt. Dabei bauten wir strukturell und methodisch auf den Erfahrungen auf, die Alexa Franke mit früheren Gruppenprogrammen zur Therapie und Prävention psychosomatischer Trainings (Franke 1991, Franke & Möller 1993) gemacht hatte.

Warum nannten wir es HEDE-Training®? Mit dem Wortspiel HEDE bezeichnete Antonovsky die Pole des Gesundheits-Krankheits-Kontinuums: **H**ealth **E**ase auf dem einen, **D**is **E**ase auf dem anderen Pol. Der Name ‚HEDE-Training®' zeigt somit die Bewegung und die Richtung an, die wir uns für die Teilnehmerinnen und Teilnehmer des Trainings wünschen: Möglichst weit zum Gesundheitspol!

Das vorliegende Buch richtet sich an Trainerinnen und Trainer, also an Personen, die Erfahrung mit der Durchführung von psychologisch basierten Gruppen haben. Sie sollten außerdem mit dem Konzept der Salutogenese nach Antonovsky vertraut sein. Wir haben die zentralen Inhalte dieses Konzepts einführend noch einmal dargestellt – angehende Trainerinnen und Trainer können hier ihr Wissen noch einmal auffrischen. Nach einem Kapitel zu den Zielgruppen, den Voraussetzungen zur Teilnahme und des allgemeinen Trainingsaufbaus folgt eine detaillierte Beschreibung der einzelnen Sitzungen. Zu jeder Sitzung gibt es Arbeitsmaterialien und Hausaufgabenbogen. Sowohl die Materialien zur Durchführung der Sitzungen als auch diejenigen für die Teilnehmerinnen und Teilnehmer zu Hause befinden sich zudem auf einer CD im hinteren Buchdeckel. Zur Überprüfung der Effekte des Trainings ist ein Evaluationsbogen mit Auswertungshinweisen vorhanden.

Allen, die uns bei der Entwicklung des HEDE-Trainings® unterstützt haben, danken wir ganz herzlich. Andrea Gebhardt, Karin Mohn, Ariane Raichle und Julia Rottmann gaben wertvolle Hinweise zu Inhalten und zur Durchführung des Trainings und trugen durch manche kreative Idee dazu bei, das Training lebendig zu gestalten und die Anleitungen leicht verständlich zu machen. Insbesondere ihre Erfahrungen zum Zeitmanagement der einzelnen Sitzungen waren sehr hilfreich. Klaus Peter Knabe entwarf das Logo und fotografierte die Flusslandschaften, die Antonovskys Flussmetapher bildlich verdeutlichen. Ganz besonders bedanken wir uns bei den Personen, die bisher am HEDE-Training® teilgenommen und uns bestärkt haben, dass das HEDE-Training® Spaß macht, anregend ist und geeignet, das eigene Kohärenzgefühl zu stärken.

Dortmund, Düsseldorf im Mai 2009

Alexa Franke Maibritt Witte

1 Grundlagen und theoretischer Rahmen

1.1 Ausgangspunkt des Trainings

Das HEDE-Training® ist ein psychologisches Trainingsprogramm zur Gesundheitsförderung, das auf dem Konzept der Salutogenese nach Antonovsky (1979, 1987/97) basiert. Dieses Konzept hat das Denken in Medizin, Psychologie und Gesundheitsförderung in den letzten Jahren erheblich beeinflusst – was sich an der ständig steigenden Zahl von Publikationen und an empirischen Untersuchungen, die das Salutogenesekonzept als Rahmenkonzept verwenden, unschwer belegen lässt (Eriksson 2007, Franke 2006).

Ruhte die breite Akzeptanz, die das Salutogenese-Konzept in den Gesundheitswissenschaften fand, in den Anfängen wohl primär auf der hohen Plausibilität des Konzepts und seiner positiven, ressourcenorientierten Ausrichtung, so ist seine Verwendung zunehmend dadurch gerechtfertigt, dass zentrale Annahmen des Konzepts überzeugend empirisch bestätigt werden konnten. Dies gilt vor allem für die Annahme, dass der Kern des Konzepts, das Kohärenzgefühl (sense of coherence, SOC), hoch mit Parametern der Gesundheit, des subjektiven Wohlbefindens und der Stressverarbeitung korreliert ist: Der SOC-Fragebogen wurde inzwischen in 33 Sprachen in 32 Ländern eingesetzt, und der Zusammenhang des Kohärenzgefühls mit diversen objektiven und subjektiv erlebten Maßen der Gesundheit hat sich weltweit bestätigt (Eriksson 2007, Eriksson & Lindström 2007).

Angesichts dieser überzeugenden Datenlage ergibt sich aus Sicht der Gesundheitsversorgung folgerichtig die Frage, wie das Kohärenzgefühl gefördert werden kann – bei Gesunden, aber insbesondere bei Personen mit gesundheitlichem Risiko und / oder gesundheitsbedingten Einschränkungen. Erstaunlicherweise wurde jedoch diese Frage der intentionalen Modifizierbarkeit noch nicht intensiv erforscht und ausreichend empirisch geklärt. In der Literatur findet man eine eher vorsichtige Beurteilung der Möglichkeiten, das Kohärenzgefühl gezielt zu steigern. Vermutlich beruht diese Zurückhaltung zu einem großen Teil darauf, dass Antonovsky selbst bezüglich möglicher Veränderungen des Kohärenzgefühls widersprüchliche Aussagen machte. Er betonte einerseits die Dynamik dieses Gefühls, hielt es andererseits aber für eine langfristig stabile und andauernde globale Orientierung („enduring though dynamic", 1987 S. 19). Grundsätzlich hielt er gravierende Veränderungen jenseits des 30. Lebensjahres, d.h. nach Eintritt in das Erwachsenenalter bzw. der Rollenübernahme eines Erwachsenen (eigene Berufstätigkeit, Familiengründung...) für nicht wahrscheinlich. Bei genauerem Hinsehen formulierte er diese Annahme der Stabilität sogar nur für Personen, die in Kindheit und Jugend ein starkes Kohärenzgefühl aufbauen konnten: Sie seien in der Lage, dessen Höhe trotz dauernder Gefährdung durch Stressoren aufrecht erhalten zu können, da es sie zu ausreichender Aktivierung von Widerstandsressourcen und damit zu positiver Stressbewältigung befähige. Bei Personen mit niedrigem Kohärenzgefühl erwartete er hingegen aufgrund generalisierter Widerstandsdefizite eine kontinuierliche Schwächung.

Diese Annahmen scheinen heute widerlegt zu sein: Untersuchungen an unterschiedlichen Alterskohorten legen zur Zeit den Schluss nahe, dass das Kohärenzgefühl im Laufe des Lebens leicht ansteigt (Callahan & Pincus 1995, Frenz, Carey & Jorgensen 1993, Hannöver et al. 2004, Sack, Künsebeck & Lamprecht 1997, Schumann et al. 2003, Udris & Rimann 2000, weitere Überblicke s. bei Bengel, Strittmatter & Willmann 1998, Eriksson 2007). Vergleichbar weniger Studien fanden eine Abnahme des Kohärenzgefühls im Alter, wobei diese Abnahmen vorwiegend signifikant geringeren SOC-Werten bei über 60-Jährigen geschuldet waren (Schumacher, Gunzelmann & Brähler 2000, Lundberg & Nynström Peck 1994). Es muss allerdings einschränkend gesagt werden, dass Metaanalysen zur Identifikation möglicher Moderatoren des Zusammenhangs nicht vorliegen und eine eindeutige Attribution der gefundenen Veränderungen des SOC auf das Lebensalter somit nicht möglich ist. Auch wurde bisher der Ausgangswert des SOC nicht berücksichtigt, was nur im Rahmen von Längsschnittuntersuchungen möglich wäre.

Im Hinblick auf gesundheitsförderliche Interventionen ist jedoch weniger ein möglicher altersbedingter ‚normaler' Verlauf des Kohärenzgefühls von Interesse als die Möglichkeit der intentionalen Veränderung. Diesbezüglich postulierte Antonovsky mögliche Steigerungen des Kohärenzgefühls unter zwei Bedingungen: Zum einen, wenn sich das Lebensumfeld einer Person so verändert, dass sie über Jahre hinaus neue positive Muster von Lebenserfahrungen machen kann, die zu einer Steigerung von Widerstandsressourcen und damit zu einer Verbesserung des Copingverhaltens und positiveren Erfahrungen in der Bewältigung von Stressoren führen. Zum anderen hielt er therapeutische Methoden für geeignet, die ermöglichen, Erfahrungen neu zu interpretieren und dadurch neue, das Kohärenzgefühl fördernde Erfahrungen zu machen. Er erwähnt in diesem Zusammenhang kognitiv-verhaltenstherapeutische Verfahren wie die Stressimpfung nach Meichenbaum, befasst sich jedoch in seinem gesamten Werk nicht ausführlich mit dieser Thematik.

In der Literatur wird auf Basis der Datenlage heute mehrheitlich die Ansicht vertreten, dass das Kohärenzgefühl einer Veränderung durch psychotherapeutische Interventionen prinzipiell zugänglich ist (Franke 1997, Lindström 2007, Maoz, 2004, Schüffel et al. 1998). Die empirische Überprüfung ergab bisher kein einheitliches Bild, doch ließen sich in der Mehrzahl der Interventionsstudien positive Veränderungen des Kohärenzgefühls durch Psychotherapie nachweisen (positive Effekte: Sack, Künsebeck & Lamprecht 1997, Lutz et al. 1998, Langeland et al. 2006, Wiesmann et al. 2006, Lazar, Sandell & Grant 2006, Schiepeck et al. 2001; keine Effekte: Broda et al. 1996). Einschränkend muss auch erwähnt werden, dass die berichteten Effekte meist klein sind und zeitlich wenig stabil, was anhand der Studien zu erkennen ist, die Effektstärken und katamnestische Daten berichten. Doch wird diese Einschränkung wiederum dadurch relativiert, dass bisher keine Studie vorliegt, in der Interventionsmaßnahmen überprüft wurden, die auf dem Rationale der Salutogenese aufbauen und auf die Stärkung des Kohärenzgefühls abzielen. Vielmehr werden diverse therapeutische Methoden ohne Bezug zur salutogenetischen Theorie angewandt; der salutogenetische Aspekt beschränkt sich lediglich darauf, dass der SOC-Fragebogen zur Prä- und Post-Messung verwendet wird.

Dieses Defizit war der Ausgangspunkt zur Entwicklung des HEDE-Trainings®. Wir gehen davon aus, dass ein wesentlicher Grund für die bisher eher geringen Veränderungen des Kohärenzgefühls durch psychotherapeutische Intervention darin liegt, dass traditionelle therapeutische Programme nicht ausreichend auf eine Stärkung des Kohärenzgefühls abzielen und haben von daher ein Training konzipiert, das in gezielten Übungen die drei Teilvariablen des Kohärenzgefühls – Bedeutsamkeit, Verstehbarkeit und Handhabbarkeit – fördert.

1.2 Das Modell der Salutogenese

Trainerinnen und Trainer, die das HEDE-Training® durchführen wollen, müssen mit dem Modell der Salutogenese vertraut sein. Die Grundzüge des Konzepts werden hier noch einmal zusammenfassend dargestellt. Für intensivere Lektüre verweisen wir u.a. auf Antonovsky 1987/1997; Bengel, Strittmatter & Willmann 2001, Franke 2006, Lorenz 2004.

Der Begriff Salutogenese wurde von dem amerikanisch-israelischen Medizinsoziologen Aaron Antonovsky (1923–1994) geprägt. Er verstand ihn zunächst als Gegenbegriff zum Begriff der Pathogenese: Während sich pathogenetische Ansätze primär um die Entstehung von Erkrankungen, das Erklären pathogener Prozesse bemühten, wende sich Salutogenese der Erforschung der Prozesse zu, die Gesundheit erhalten und fördern. In diesem allgemeinen Sinne werden heute unter salutogenetischen Ansätzen verschiedene Konzepte zusammengefasst, z.B. Widerstandsfähigkeit (Kobasa 1979, 1982), Stamina (Thomas 1981, Colerick 1995), Kontrollüberzeugungen (Rotter 1966, Krampen 1982), Selbstwirksamkeit (Bandura 1977, 1982), Resilienz (Lösel & Bender 1999, von Hagen & Röper 2007).

Die meisten dieser Ansätze stehen in der Tradition der Stress- und Coping-Forschung sensu Lazarus, der zu Folge die psychophysischen Auswirkungen von Stress durch die Wechselwirkung zwischen Parametern der Person, der soziokulturellen Umwelt und der aktuellen Situation determiniert werden (Lazarus & Folkman 1984, Lazarus 1999). Sie beanspruchen habituelle, situationsübergreifende, in der Person liegende Konstrukte zu erfassen, die entscheidend daran mitwirken, wie Personen interne und externe Anforderungen bewältigen. Dabei fokussieren sie jedoch nicht die Risikofaktoren, sondern die Frage, warum bzw. wie Menschen auch unter schwierigen Bedingungen und angesichts der Omnipräsenz von Stressoren gesund bleiben.

Wenn im Folgenden der Terminus ‚Salutogenese-Modell' verwendet wird, so ist damit speziell die von Antonovsky entwickelte und vor allem in seinem Buch ‚Unraveling the mystery of health' dargestellte Gesundheitstheorie (1987, dtsch: 1997) gemeint. Sowohl aus theoretischer Sicht als auch in Bezug auf das Ausmaß der empirischen Evaluierung gilt Antonovskys Konzept derzeit als den anderen Modellen überlegen (Bengel et al. 2001, Eriksson 2007, Franke 1997, Schüffel et al. 1998, Strumpfer 1990).

Salutogenese versus Pathogenese

Nach Antonovsky besteht der radikale Unterschied zwischen pathogenetischem und salutogenetischem Paradigma darin, dass ersteres von der Homöostase als Normalfall ausgeht, Salutogenese hingegen Ungleichgewicht, Heterostase als den Regelfall annimmt. Den Unterschied beschreibt er in der Metapher eines Flusses: Dieser fließt nicht stetig und gerade, sondern er hat Biegungen und unterschiedliche Fließgeschwindigkeiten, Stromschnellen und Strudel. Flussabwärts weist er Turbulenzen auf, und einige Menschen kämpfen verzweifelt darum, den Kopf über Wasser zu halten. Manche schaffen es, aus eigener Kraft wieder ans Ufer zu kommen, andere aber müssen von Lebensrettungsspezialisten herausgezogen und vor dem Ertrinken gerettet werden.

Pathogenese, so Antonovsky, die die Homöostase als Normalzustand annimmt, beruhe auf der Idee, es könne Menschen geben, die in der überwiegenden Zeit ihres Lebens trockenen Fußes den Verlauf des Flusses abschreiten und sich nur in Ausnahmefällen die Füße nass machen. Dem pathogenetischen Modell zufolge befinden sich Menschen in der Regel im Gleichgewicht, und nur bei einer Kombination ungünstiger Zustände oder Ereignisse kommt es zu Beeinträchtigungen dieses Zustandes, zu Krankheiten. Dann muss Energie aufgewendet werden, um die Homöostase wieder herzustellen. Im salutogenetischen Modell hingegen, das von Heterostase und Ungleichgewicht als Normalfall ausgeht, werden Krankheit und Leid ebenso wie der Tod als inhärente Bestandteile menschlicher Existenz definiert. Um in der Metapher zu bleiben: Wir alle sind vom Zeitpunkt der Empfängnis bis zu dem, an dem wir die Kante des Wasserfalls passieren und sterben, in dem Fluss. Der menschliche Organismus als System ist der Entropie, der Tendenz zu Auflösung und Zerfall, ausgeliefert. Um Chaos und Zerfall zu vermeiden, muss daher laufend Energie in das System eingeführt werden. Menschen bleiben nicht von selbst in einem Gleichgewicht, das nur von gelegentlichen Störungen unterbrochen wird, sondern sie sind einer Flut von Stimuli ausgesetzt, die fortdauernd Anpassungsleistungen und aktive Bewältigung erfordern: Wir alle sind über die gesamte Lebensspanne im Fluss und damit beschäftigt, kleine Wasserfälle, Stromschnellen, Angriffe von feindlichen Wasserlebewesen zu bewältigen. Es mag Phasen geben, in denen der Fluss ruhig dahin fließt, in denen das Schwimmen scheinbar keine Energie kostet, in denen wir uns treiben lassen können – dennoch würde auch dort das Einstellen aller Bewegungen zum Untergang führen.

HEDE-Kontinuum

Im salutogenetischen Modell werden Gesundheit und Krankheit nicht dichotom im Sinne eines Entweder – Oder gesehen, sondern als Pole eines Kontinuums. Menschen sind nicht gesund *oder* krank, sondern sie befinden sich auf diesem Kontinuum zwischen gesund und krank – und ihre Position kann sich im Verlauf des Lebens ständig verändern. Niemand ist jemals vollständig gesund – aber auch niemals völlig krank. Jeder Mensch ist, solange er lebt, in gewissem Ausmaß gesund.

Den Namen ‚HEDE-Kontinuum' entwickelte Antonovsky aus einem Wortspiel: HE steht für **h**ealth **e**ase als Bezeichnung für den gesunden, DE für **d**is-**e**ase, den kranken Pol des Kontinuums. Da sich dies schlecht ins Deutsche übersetzen lässt und es zudem schwierig ist, eine griffige Abkürzung für das Gesundheits-Krankheits-Kontinuum zu finden, hat sich auch bei uns der Begriff HEDE-Kontinuum eingebürgert.

Das HEDE-Kontinuum ist mehrdimensional, die Position einer Person ergibt sich nicht aufgrund eines einzigen Kriteriums, sondern aufgrund diverser Dimensionen, die den Gesundheitsstatus einer Person beeinflussen und bestimmen. Hierbei spielen objektive Faktoren wie Alter, Geschlecht, eventuelle Diagnose, Prognose, messbare Funktionseinschränkungen, abweichende Laborwerte usw. ebenso eine Rolle wie subjektive Faktoren wie Wohlbefinden, Schmerzen, subjektiv erlebte Funktionsfähigkeit, Lebensqualität, emotionale Stimmung.

Stressoren und Widerstandsressourcen

Ein wichtiger Faktor für die Position auf dem HEDE-Kontinuum bzw. für die Bewegung in Richtung auf den gesunden Pol hin ist nach Antonovsky, inwieweit eine Person in der Lage ist, mit Stressoren umzugehen. Stressoren definiert er als Reize, auf die der Organismus keine direkt verfügbaren oder automatischen adaptiven Reaktionen hat. Doch diese sind aus salutogenetischer Sicht nicht per se riskant. Erfolgreiche Stressbewältigung kann durchaus positive Folgen für den Organismus haben und damit zu einer Bewegung in Richtung auf den Gesundheitspol beitragen. Der Charakter des Stressors und die Art der Bewältigung entscheiden darüber, ob Stress zu positiven oder negativen gesundheitlichen Konsequenzen führt.

Als zentrale Faktoren, die entscheiden, ob diese Bewegung zum positiven Pol des Kontinuums gelingt, gelten ‚generalisierte Widerstandsressourcen' (GRRs). Generalisierte Widerstandsressourcen ermöglichen ein konstruktives Umgehen mit Stressoren. Sie sind sowohl im Individuum als auch in dessen Umfeld und in der Gesellschaft zu finden. Den gesellschaftlichen Faktoren werden z.B. intakte Sozialstrukturen und funktionierende gesellschaftliche Netze zugerechnet, politische, ökonomische und materielle Sicherheit und Frieden. Als individuelle Widerstandsressourcen gelten kognitive Ressourcen wie Wissen, Intelligenz und Problemlösefähigkeit, psychologische Konstrukte wie Selbstvertrauen und Ich-Identität, soziale Ressourcen wie Eingebundensein in ein soziales und familiäres Netz, persönliche Planungssicherheit in Bezug auf den Arbeitsplatz. Generalisierte Widerstandsressourcen bedingen, inwieweit Menschen in der Lage sind, die Dauerkonfrontation mit Stressoren zu handhaben, sei es durch konstruktive Bewältigung oder auch dadurch, dass man ihnen ausweichen kann.

Kohärenzgefühl

Je mehr generalisierte Widerstandsressourcen einer Person zur Verfügung stehen und je häufiger sie infolgedessen Stressoren nicht wehrlos ausgeliefert ist, umso mehr bildet sich eine Überzeugung heraus, dass das Leben in den individuell relevanten Bereichen sinnvoll, überschaubar und handhabbar ist. Das Ausmaß dieser Überzeugung, das er ‚Kohärenzgefühl' (sense of coherence, SOC) nennt, ist nach Antonovsky der entscheidende Parameter für die Platzierung auf dem Gesundheits-Krankheits-Kontinuum. Es ist wie folgt definiert:

> „Das SOC (Kohärenzgefühl) ist eine globale Orientierung, die ausdrückt, in welchem Ausmaß man ein durchdringendes, andauerndes und dennoch dynamisches Gefühl des Vertrauens hat, dass
> 1. die Stimuli, die sich im Verlauf des Lebens aus der inneren und äußeren Umgebung ergeben, strukturiert, vorhersehbar und erklärbar sind,
> 2. einem die Ressourcen zur Verfügung stehen, um den Anforderungen, die diese Stimuli stellen, zu begegnen,
> 3. die Anforderungen Herausforderungen sind, die Anstrengung und Engagement lohnen" (Antonovsky 1997, S. 36).

Die Teilfaktoren werden als Verstehbarkeit, Handhabbarkeit und Bedeutsamkeit bezeichnet:

Verstehbarkeit ist das Ausmaß, in dem eine Person interne und externe Stimuli als kognitiv sinnhaft wahrnimmt, als geordnete, konsistente, strukturierte und klare Information und nicht als Rauschen – chaotisch, ungeordnet, willkürlich, zufällig und unerklärlich. Personen mit einem hohen Ausmaß an Verstehbarkeit gehen davon aus, dass Stimuli, denen sie in Zukunft begegnen, in gewissem Maße vorhersehbar sein werden oder dass sie zumindest, sollten sie tatsächlich überraschend auftreten, eingeordnet und erklärt werden können.

Handhabbarkeit kennzeichnet das Maß, in dem eine Person wahrnimmt, dass sie geeignete Ressourcen zur Verfügung hat, um den von den Stressoren ausgehenden Anforderungen zu begegnen. Die Ressourcen können dabei sowohl unter eigener Kontrolle stehen als auch unter derjenigen von „legitimierten anderen ... vom Ehepartner, von Freunden, Kollegen, Gott, der Geschichte, vom Parteiführer oder einem Arzt, von jemandem, auf den man zählen kann, jemandem, dem man vertraut" (Antonovsky 1997, S. 35). Ein hohes Maß an Handhabbarkeit bewirkt, dass Personen sich durch Ereignisse nicht in die Opferrolle gedrängt oder vom Leben ungerecht behandelt fühlen. Wenn unangenehme Dinge passieren, werden sie mit ihnen umgehen können und nicht endlos trauern oder mit ihrem Schicksal hadern.

Bedeutsamkeit repräsentiert als motivationaler Aspekt des Kohärenzgefühls das Ausmaß, in dem eine Person das Leben als sinnvoll empfindet und in welchem sie erlebt, dass wenigstens einige der vom Leben gestellten Probleme und Anforderungen es wert sind, dass sie sich für sie einsetzt und sich ihnen verpflichtet. Ein hohes Ausmaß an Bedeutsamkeit lässt Aufgaben und Anforderungen mehr als Herausforderung denn als Last und Bürde erleben.

Personen mit stark ausgeprägtem Kohärenzgefühl sind in der Lage, Belastungen und Stress so zu begegnen, dass ihre Gesundheit nicht beeinträchtigt wird. Darüber hinaus puffert ein hohes Ausmaß an Verstehbarkeit, Handhabbarkeit und Bedeutsamkeit nicht nur die negativen Konsequenzen von Stress ab, sondern es vermittelt durch das Erleben positiver Bewältigung die Erfahrung von Kompetenz und wirkt damit gesundheitsfördernd. Zusätzlich verfügen Personen mit hohem Kohärenzgefühl über mehr und bessere Fähigkeiten, für ihr eigenes Wohlbefinden zu sorgen.

Wie bereits eingangs erwähnt, konnte Antonovskys Annahme, dass das Ausmaß des Kohärenzgefühls entscheidend den gesundheitlichen Status einer Person bestimmt, international empirisch eindrücklich belegt werden. Insbesondere zwischen Parametern der psychischen Gesundheit und dem Kohärenzgefühl zeigen sich hohe positive Korrelationen, während sich mit psychischen Beschwerden wie Verstimmtheit, Ruhelosigkeit, Konzentrationsschwierigkeiten, Depressivität und Ängstlichkeit negative Zusammenhänge nachweisen ließen (Eriksson 2007). Bei Menschen mit psychischen Störungen und Abhängigkeitsproblematiken zeigt sich empirisch ein niedriges Ausmaß des Kohärenzgefühls (Franke et al. 2001, Franke & Witte 2005).

1.3 Ziele und Inhalte des HEDE-Trainings®

Übergeordnetes Ziel des HEDE-Trainings® ist die Stärkung des Kohärenzgefühls – und damit die Stärkung und Verbesserung des gesundheitlichen Status der Personen. Dabei wird davon ausgegangen, dass die Effekte des Trainings insofern nachhaltig sind, als positive Veränderungen des Kohärenzgefühls zu erhöhter Aktivierung von Widerstandsressourcen und zu positiver Stressbewältigung führen und damit im Sinne einer positiven Feedbackschleife zu einer weiteren Stärkung des Kohärenzgefühls.

Im Einzelnen können die Ziele und Inhalte folgendermaßen konkretisiert werden:

- Die Teilnehmerinnen und Teilnehmer setzen sich mit dem Salutogenesekonzept auseinander und erweitern ihr Verständnis von Gesundheit.
- Sie reflektieren ihre eigenen subjektiven Gesundheitstheorien.
- Sie setzen sich mit ihren Aufgaben und Belastungen auseinander und befassen sich mit ihren Ressourcen.
- Sie reflektieren, welche Lebensbereiche ihnen wichtig sind, für welche Bereiche und Aufgaben sie sich engagieren wollen und können, wer und was in ihrem Leben Bedeutung hat.
- Sie reflektieren die Unterstützungspotentiale in ihrer sozialen Umgebung.
- Sie lernen, ihre Wünsche und Bedürfnisse selbstsicher zu äußern.
- Sie lernen, unbekannte und schwierige Situationen besser zu analysieren und einzuschätzen.
- Sie lernen neue Verhaltensweisen kennen, um mit Belastungssituationen umzugehen und erweitern dadurch ihr Handlungsrepertoire.
- Sie erkennen die Bereiche, in denen sie sich überfordert oder unterfordert fühlen. Sie lernen Möglichkeiten kennen, um eine Belastungsbalance herzustellen und ihr Wohlbefinden zu steigern.

2 Voraussetzungen zur Durchführung und Indikation

2.1 Zielgruppen

Auf dem Hintergrund der salutogenetischen Orientierung macht es keinen Sinn, spezifische Indikationsgruppen zu identifizieren. Ziel des HEDE-Trainings® ist die Steigerung des Kohärenzgefühls und damit der psychischen und physischen Gesundheit.

Das Training wurde somit allgemein für Menschen entwickelt, die ihre Gesundheit verbessern und ihr Wohlbefinden steigern möchten, die nach neuen Möglichkeiten suchen, mit den Belastungen des Alltags umzugehen und die ihre gesundheitlichen Ressourcen erweitern möchten. Es ist besonders geeignet für Menschen, deren Kohärenzgefühl durch aktuelle oder chronische Belastungen gefährdet ist, also zum Beispiel für Menschen, die sich in einer Phase der Neuorientierung befinden, die sich an eine veränderte Lebenssituation anpassen müssen oder die sich häufig gestresst und ihren Belastungen nicht mehr gewachsen fühlen.

Das Programm ist auch für Menschen mit chronischen Erkrankungen oder Beeinträchtigungen geeignet. Natürlich ersetzt es keinesfalls die notwendige medizinische Behandlung. Aber es hilft, die eigenen gesunden Anteile zu stärken und die Position auf dem HEDE-Kontinuum in Richtung auf den Gesundheitspol zu verschieben. Viele Menschen mit chronischen Erkrankungen oder Behinderungen finden in der dichotomen Einteilung des pathogenetischen Modells von ‚krank' oder ‚gesund' für sich keinen Platz: Sie haben eine Erkrankung, die sie in einigen Lebensbereichen einschränkt, fühlen sich aber keineswegs als rundum krank. Das salutogenetische Modell erleben diese Menschen als Ausweg aus einem Dilemma, denn es erlaubt ihnen, sich trotz ihrer Erkrankung auch als gesund, kompetent, kohärent zu erleben.

Die wichtigste Voraussetzung ist, dass die Teilnehmenden mental und körperlich in der Lage sind, sich bei den Sitzungen einzubringen und sich aktiv an den Übungen zu beteiligen.

Das Training ist für Erwachsene konzipiert, wobei die Hauptzielgruppe Frauen und Männer im mittleren Alter sind. Es kann jedoch auch bei jungen Erwachsenen oder bei alten Menschen eingesetzt werden. Wir gehen davon aus, dass die Stärkung des Kohärenzgefühls in jedem Alter möglich ist.

Bei der Auswahl der Übungen und Materialien orientierten wir uns an der Hauptzielgruppe. Die Materialien an die jeweiligen Teilnehmenden anzupassen (als Beispiel hierfür s. Materialbogen M 6-1 in einer zweiten Version für Studierende), ist jedoch nicht nur ohne weiteres möglich, sondern auch unbedingt erforderlich. Die notwendigen Anpassungen müssen die Trainerinnen und Trainer leisten. Grundsätzlich gilt:

Das Training muss an die Bedürfnisse der Teilnehmerinnen und Teilnehmer angepasst werden – nicht umgekehrt!

2.2 Zusammensetzung der Gruppen

Trotz der großen Indikationsbreite des HEDE-Trainings® ist es unabdingbar, ein Vorgespräch mit den potentiell Teilnehmenden zu führen. Es empfiehlt sich, dass dieses Gespräch von den zukünftigen Trainerinnen oder Trainern durchgeführt wird. Auf diese Weise kann eine erste Tuchfühlung aufgenommen werden und beide Seiten können herausfinden, ob sie sich die gemeinsame Arbeit vorstellen können.

Das Vorgespräch sollte zum einen der Abklärung der Motivation, Teilnahmeinteressen und Ziele der Interessenten dienen, zum anderen der Vermittlung von Informationen über das Training. Stellen sich falsche Erwartungen an die Teilnahme heraus, so sollte nach alternativen Hilfemöglichkeiten gesucht werden. Insbesondere Erwartungen an eine Psychotherapie sind vom HEDE-Training® nicht zu erfüllen!

Es sollte eindringlich darauf hingewiesen werden, dass die regelmäßige Teilnahme unbedingt notwendig ist. Dies nicht nur wegen der Gruppenkohäsion, sondern auch, weil die Übungen inhaltlich aufeinander aufbauen und die jeweils neuen Übungselemente sich auf die Hausaufgaben aus der vorherigen Sitzung beziehen. Auch die Bereitschaft, regelmäßig die Hausaufgaben durchzuführen, ist eine wichtige Vorbedingung für die gewinnbringende Teilnahme am Training.

Die Teilnehmenden sollten bereit sein, ihre Gedanken und Meinungen aufzuschreiben und in der Gruppe zu äußern. Sie sollten motiviert sein, das in der Sitzung Gelernte in realen Situationen auszuprobieren und zu protokollieren.

Die optimale Gruppengröße beträgt 12 Personen.

2.3 Trainerinnen und Trainer

Jede Gruppe sollte von zwei Personen angeleitet werden. Steht aus organisatorischen Gründen nur eine Person zur Verfügung, so sollte die Zahl der Teilnehmenden reduziert werden. Dies muss jedoch ausdrücklich als Notlösung bezeichnet werden, da mehrere Übungen des HEDE-Trainings® auf einer größeren Teilnehmerzahl basieren.

Trainer und Trainerinnen sollten Erfahrungen in der Anleitung von Gruppen haben und sich mit gruppendynamischen Prozessen auskennen. Unumgänglich sind Kenntnisse über das Salutogenese-Konzept, über Gesundheitsförderung und Prävention. Grundkenntnisse in verhaltenstherapeutischer Methodik sind insofern hilfreich, als verschiedene Übungen einen entsprechenden Hintergrund haben.

Die jeweiligen Trainerpaare sollten die Sitzungen gemeinsam vor- und nachbereiten. Sie sollten alle Übungen selbst durchgeführt haben, um deren Anforderungen besser einschätzen zu können. Einschließlich der Auswertung der jeweiligen Evaluationsbogen müssen etwa zwei Stunden pro Woche für die Vor- und Nachbereitung veranschlagt werden.

2.4 Aufbau

Das Training wird in zehn Sitzungen à zwei Stunden durchgeführt und von jeweils zwei Personen geleitet. Die Reihenfolge der Sitzungen zeigt der folgende Überblick:

1. Einführung in Grundlagen und Aufbau des HEDE-Trainings®
2. Gesundheit, Belastungen und Widerstandsressourcen
3. Bedeutsamkeit kennen lernen
4. Bedeutsamkeit fördern
5. Ressourcen erweitern
6. Verstehbarkeit kennen lernen und Entspannung
7. Verstehbarkeit fördern
8. Handhabbarkeit kennen lernen
9. Handhabbarkeit fördern
10. Rückblick und Abschluss – Bilanz und Ahoi!

Die Themen werden anschaulich mit Hilfe konkreter Übungen in Kleingruppen, Diskussionen und Rollenspielen erarbeitet. Die Teilnehmenden erhalten Handouts über alle Sitzungsinhalte und die jeweils zu Grunde liegende Theorie. Außer der ersten und letzten Sitzung haben alle Sitzungen den gleichen Aufbau:

- Hausaufgabenbesprechung
- Theorie und Übungen
- Neue Hausaufgaben
- Blitzlicht
- Bewertung der Sitzung

Hier eine kurze Charakteristik der einzelnen Elemente:

Hausaufgaben

Die Hausaufgaben haben zweierlei Funktion:

Zum einen sind sie notwendig, um die Inhalte des Trainings zu erlernen und in den eigenen Alltag zu integrieren. Die Durchführung der Hausaufgaben ist wichtig, um einen Trainingserfolg zu haben: So wie man in der Volkshochschule eine Sprache nicht nur dadurch erlernt, dass man einmal in der Woche zum Kurs geht, erwirbt man auch eine Steigerung des Kohärenzgefühls nicht allein durch die regelmäßige Teilnahme am HEDE-Training®. Nur das Einüben des Gelernten im Alltag ermöglicht neue Lebenserfahrungen.

Darüber hinaus sind die Hausaufgaben für das weitere Lernen und den Fortlauf der Gruppe wichtig, weil die jeweiligen Übungen in den Sitzungen auf den Hausaufgaben basieren. Im HEDE-Training® werden nicht standardisierte Übungen durchgeführt, sondern geübt wird immer an den Fragestellungen der jeweiligen Teilnehmer und Teilnehmerinnen.

Die Hausaufgabenbesprechung zu Beginn jeder Sitzung dient sowohl der Überprüfung der Lernfortschritte als auch der Erfolgsrückmeldung und Motivierung. Sie gibt darüber hinaus Hinweise auf Schwierigkeiten und Probleme, die noch nicht bewältigt werden können. Wurden die Hausaufgaben nicht erledigt, sollten die Trainerinnen und Trainer sich nicht scheuen, den Gründen nachzugehen.

Am Ende jeder Sitzung werden die Hausaufgabenbogen für die nächste Woche verteilt.

Theorie und Übungen

Das HEDE-Training® basiert auf dem Modell der Salutogenese nach Antonovsky. Damit die Teilnehmenden einen maximalen Profit von dem Training haben, sollten sie die zugrunde liegende Theorie gut kennen. Alle Übungen stehen in direktem Bezug zum Modell der Salutogenese.

Die den jeweils neuen Übungen zu Grunde liegenden Teile der Theorie werden vor den Übungen anhand der Folien und Materialien vermittelt. Erst wenn alle die neuen Theorieinhalte verstanden haben, sollten die Übungen eingeführt werden.

In den Übungen werden die Inhalte der Salutogenese-Theorie auf die eigene Person übertragen, neue Erfahrungen vermittelt und neue Verhaltensweisen erprobt. Einige Übungen dienen auch der Reflexion eigener Einstellungen und Werte.

Blitzlicht

Das Blitzlicht ist eine kurze Bestandsaufnahme, die zum Abschluss der Sitzung einen Eindruck von der Stimmung in der Gruppe vermittelt. Alle Anwesenden sagen reihum, wie sie sich im Moment fühlen oder was sie denken. Die Aussagen werden nicht kommentiert, nur bei Unklarheiten oder deutlichen Unmutsäußerungen sollten die TrainerInnen nachfragen, um eventuelle Verunsicherungen oder Ärgernisse zu klären.

Bewertung der Stunde

Um einen weiteren Eindruck von der Stimmung in der Gruppe zu erhalten und als Basis für eine einfache Evaluation bewerten die Teilnehmenden die Stunde danach,

- ob sie sich wohl gefühlt haben,
- ob sie etwas gelernt haben und
- ob die Gruppe für sie hilfreich war.

Sie geben ihre Bewertung ab, indem sie je einen Klebepunkt auf einer Zielscheibe (M x) anbringen. Die Zielscheiben – am besten laminiert in Plakatgröße – sollten möglichst auf dem Weg aus dem Gruppenraum angebracht sein, zum Beispiel an der Wand neben der Tür oder auf einem Tisch neben der Tür.

2.5 Ausstattung

Der Raum sollte genügend Platz bieten, um ausreichend Tische aufzustellen, an denen die Teilnehmerinnen und Teilnehmer bei den entsprechenden Aufgaben Platz haben, zu schreiben oder zu zeichnen. Die Tische sollten jedoch so flexibel verschiebbar sein, dass auch eine Anordnung der Stühle im Kreis bzw. in Zweiergruppen für Paargespräche möglich ist. Es sollte ausreichend Platz vorhanden sein, um Wandzeitungen aufzuhängen.

Um die Power-Point-Folien, auf denen einführend das Salutogenese-Modell dargestellt wird, zeigen zu können, werden ein Laptop und ein Beamer benötigt. Sollten diese nicht vorhanden sein, müssen die Folien für einen Overhead-Projektor kopiert werden. Notwendig sind außerdem ein Flipchart oder Whiteboard.

Die erforderlichen Materialien werden in den Überblickstabellen und der Beschreibung der Sitzungen (vgl. Kap. 3 bis 12) aufgeführt. Alle Materialien sind außerdem in DIN-A-4 Format auf der CD; sie müssen jeweils vor den Sitzungen für jedes Gruppenmitglied kopiert werden.

Je nach der Zusammensetzung der Gruppe bzw. dem Setting, in dem das Training durchgeführt wird, können Modifikationen einzelner Materialien erforderlich sein, so dass sie den spezifischen Lebenssituationen der Gruppenmitglieder entsprechen. Wenn sich zum Beispiel in der Gruppe mehrere arbeitslose Personen befinden, sollten Materialien, die sich auf die Arbeitssituation beziehen, entsprechend modifiziert werden; gleiches gilt selbstverständlich für Gruppen von beispielsweise Studierenden oder Älteren bzw. bei der Durchführung in Heimen oder Rehabilitationseinrichtungen.

Alle Teilnehmenden sollen sich eine Mappe zulegen, in die sie die Materialien und Hausaufgaben einheften können. Diese Mappe ist zu allen Sitzungen mitzubringen, da manchmal auf frühere Aufgaben oder Hausaufgaben zurückgegriffen wird.

2.6 Ablauf der einzelnen Sitzungen

Der Ablauf der einzelnen Sitzungen wird in den folgenden Kapiteln detailliert beschrieben.

Einem Überblick in Tabellenform folgt jeweils eine ausführliche Beschreibung. Zu allen inhaltlichen Punkten werden die jeweiligen Teilziele benannt. Anhand der Teilziele können die Trainerinnen und Trainer überprüfen, ob die jeweiligen Inhalte ausreichend erarbeitet wurden. Außerdem helfen sie bei der Einführung neuer Inhalte zu erklären, was damit erreicht werden soll.

Die Angaben zum zeitlichen Ablauf sind als Richtwerte zu verstehen, die sich aus der bisherigen Praxis ergeben haben; selbstverständlich müssen sie den jeweiligen Bedürfnissen der Teilnehmenden angepasst werden. Die Gesamtdauer der Sitzungen von 120 Minuten sollte dabei jedoch nicht überschritten werden.

Zum Verhalten der Trainerinnen und Trainer werden nur da Angaben gemacht, wo es uns speziell erforderlich erschien. Grundsätzliches zur notwendigen Ausbildung und zu den für die Durchführung notwendigen Kenntnissen steht in Kap. 2.3 .

Die Materialien, die für die jeweilige Sitzung benötigt werden, sind im Überblick und in der ausführlichen Beschreibung der Sitzung an entsprechender Stelle angegeben. Zur Präsentation des Salutogenese-Modells im Theorieteil der Sitzungen findet sich eine Power-Point Datei auf der beiliegenden CD. Die Folien sind fortlaufend nummeriert. Alle Handouts und Arbeitsmaterialien für die Übungen sind in Kap. 13 aufgeführt und mit dem Buchstaben „M“ und der jeweiligen Sitzungsnummer gekennzeichnet. In Kap. 14 sind die Hausaufgabenbogen zusammengestellt. Sie sind mit dem Buchstaben „H“ und der Sitzungsnummer gekennzeichnet. Handouts, Arbeitsmaterialien und Hausaufgabenbogen sind auch als PDF-Dateien auf der CD enthalten und können im DIN-A-4 Format ausgedruckt werden. Manche Materialien – etwa Kreppband, Scheren, Buntstifte u.ä. – müssen jeweils von den Trainerinnen und Trainern mitgebracht werden.

Und zum Schluss noch ein Wort zur geschlechtersensiblen Sprache:

Da wir einerseits nicht davon ausgehen, dass Frauen bei männlicher Sprache automatisch mitgedacht werden, wir andererseits aber diesen Text bei gleichzeitiger Verwendung beider Geschlechter nicht lesbar fanden, haben wir uns für ein alternierendes Vorgehen entschieden: In allen Sitzungen mit ungerader Nummerierungsziffer wird die weibliche Form – Teilnehmerinnen, Trainerinnen – in denen mit gerader Ziffer die männliche Form – Teilnehmer, Trainer – verwendet.

3 Erste Sitzung: Einführung in Grundlagen und Aufbau des HEDE-Trainings

Ablauf	Ziele	Zeit	Trainerinnen-Verhalten	Materialien
Begrüßung und Vorstellung Kurze Einführung in das Training	Die Trainerinnen stellen sich vor Die Teilnehmerinnen erhalten eine Vorstellung davon, worauf das Training abzielt und wie die Sitzungen ablaufen	10		Folien 1,2
Kennen lernen Paarinterview	Gegenseitiges Kennen lernen der Teilnehmerinnen Erste Auseinandersetzung mit dem Thema „Gesundheit"	25	Beim Vorstellen der Partnerinnen Fragen anregen; Eventuelle Befürchtungen und Fragen / Erwartungen aufgreifen	Memory Spielkarten; Wandzeitung für Interviewfragen; Stifte, Kreppband
Ziele formulieren	Die Teilnehmerinnen verdeutlichen sich ihre persönlichen Ziele für das Training und halten sie fest	10		Wandzeitung
Gruppenregeln	Die Teilnehmerinnen einigen sich auf Regeln im Umgang miteinander	15		Wandzeitung
Theorie: Einführung in das Modell Einführung der Begriffe „Salutogenese" und "HEDE-Kontinuum" Informationen über den inhaltlichen Ablauf des Trainings	Erste Auseinandersetzung mit dem Salutogenesemodell Die Teilnehmerinnen verstehen den grundsätzlichen Zusammenhang zwischen dem Salutogenesemodell und dem Verlauf der Sitzungen	40	Auf Fragen der Teilnehmerinnen kurz eingehen, ggf. auf entsprechende Sitzungen verweisen, in denen die Themen im Einzelnen aufgegriffen werden	Folien 3-8; Fallbeispiele (M 1-1)
Hausaufgabe Lesen des Theorie-Texts Gesundheitskurve erstellen Subjektives HEDE-Kontinuum erstellen	Die Bedeutung der Hausaufgaben für die Vertiefung des Gelernten und zur Vorbereitung der nächsten Sitzung wird deutlich	5		Handout (M 1-2); Gesundheitskurve (H 1-1); Mein HEDE-Kontinuum (H 1-2)
Blitzlicht	Die Teilnehmerinnen äußern Gefühle und Gedanken, die sie aktuell haben	10	Jede sagt etwas, aufmerksam zuhören, nicht auf einzelne Beiträge eingehen, zu lange Beiträge stoppen	
Bewertung der Stunde	Teilnehmerinnen bewerten die Stunde nach Wohlbefinden und Neu Gelerntem	5	Kurze Erklärung der Bewertung	Zielscheiben (M x); Bewertungspunkte

Ziele

- Gegenseitiges Kennen lernen
- Vorstellung des inhaltlichen und formalen Ablaufs des Trainings
- Treffen von Vereinbarungen über Gruppenregeln, regelmäßige Teilnahme und Hausaufgaben
- Einführung der Begriffe „Salutogenese", „HEDE-Kontinuum"

Ablauf

Begrüßung und Vorstellung

Die Trainerinnen eröffnen die Sitzung, stellen sich vor und geben einen Überblick über Ziele, die mit dem Training erreicht werden können. Anschließend erklären sie den Ablauf der einzelnen Sitzungen, der – außer in der ersten und letzten Sitzung – immer gleich ist: Nach der Besprechung der Hausaufgaben werden neue theoretische Inhalte vermittelt und entsprechende Übungen durchgeführt, danach werden die Hausaufgaben für die nächste Woche erklärt. Den Abschluss bildet ein ‚Blitzlicht', in dem alle Teilnehmerinnen eine kurze Rückmeldung zur Sitzung und ihrem Befinden geben. Die Funktion und Bedeutung der Hausaufgaben im Rahmen des Trainings muss deutlich hervorgehoben werden: Damit sich Verhalten ändern oder neues Verhalten etablieren kann, muss es eingeübt und im Alltag erprobt werden.

Es wird noch einmal geklärt, dass alle regelmäßig teilnehmen können; für dennoch eventuell notwendig werdende kurzfristige Absagen werden Absprachen vereinbart.

Kennen lernen

Zum gegenseitigen Kennen lernen schlagen wir ein Paarinterview vor. Die Paare sollen sich möglichst nicht ‚nach Sympathie' sondern zufällig zusammenfinden. Dies kann zum Beispiel mit Karten eines Memory-Spiels, die zufällig gezogen werden, geschehen. Bei Gruppen, in denen sich einige Teilnehmerinnen schon kennen, sollte die Anweisung gegeben werden, dass sich alle eine fremde Partnerin suchen.

Die Paare verteilen sich so im Raum, dass sie möglichst ungestört miteinander sprechen können. Die Aufgabe besteht darin, sich gegenseitig vorzustellen mit Namen, Lebenssituation und Gründen für die Teilnahme. Auch die mit der Teilnahme verbundenen Erwartungen, Hoffnungen und eventuellen Befürchtungen sowie die subjektive Einschätzung des aktuellen Gesundheitszustands sollten erwähnt werden.

Zur Auswertung setzen sich die Teilnehmerinnen wieder in den Kreis und jede stellt ihre Partnerin vor. Wer sich falsch vorgestellt fühlt, kann jederzeit in die Schilderung eingreifen; am Ende sollte die Vorgestellte immer gefragt werden, ob sie mit der Darstellung einverstanden ist und ob sie noch etwas hinzufügen möchte.

Die Trainerinnen sollten Fragen anregen und die Situation nutzen, um ein Gruppengespräch in Gang zu bringen. In manchen Gruppen treten Unsicherheiten über die Art der Anrede – Du oder Sie – auf; wenn die Trainerinnen dies bemerken – z.B. dadurch, dass direkte Anreden vermieden werden, sollten sie diesen Punkt von sich aus aufgreifen und mit den Teilnehmerinnen klären.

Ziele formulieren

Bereits beim Kennenlernen haben die Teilnehmerinnen ihre Erwartungen an das Training genannt. Nun sollen sie noch einmal, nachdem sie auch die Erwartungen und Zielvorstellungen der anderen erfahren haben, über ihre persönlichen Ziele nachdenken und diese formulieren. Die Ziele werden auf einer Wandzeitung gesammelt. Diese Wandzeitung wird von den Trainerinnen für die letzte Sitzung aufbewahrt. In dieser werden die Zielvorstellungen dann noch einmal reflektiert und mit den gemachten Erfahrungen verglichen.

Gruppenregeln

Die Trainerinnen erläutern, dass es wichtig ist, einige Spielregeln festzulegen, wie die Teilnehmerinnen und Trainerinnen im Verlauf des Programms miteinander umgehen. Die Teilnehmerinnen werden danach gefragt, wie sie sich das Miteinander in der Gruppe wünschen. Die gemeinsam erarbeiteten Regeln werden auf einer Wandzeitung notiert und in den folgenden Sitzungen im Gruppenraum aufgehängt.

Folgende Regeln sollten unbedingt berücksichtigt werden; falls sie nicht von den Teilnehmerinnen genannt werden, sollten sie von den Trainerinnen eingebracht werden:

- Einhalten der Schweigepflicht gegenüber Dritten: was in der Gruppe besprochen wird, bleibt in der Gruppe
- Pünktliche und regelmäßige Teilnahme bis zum Ende der Sitzungen
- Keine Seitengespräche
- Nur Eine kann sprechen
- Wertschätzender Umgang miteinander, keine abwertenden Beurteilungen oder Bewertungen zu dem, was eine andere Teilnehmerin gesagt hat.

Theorie: Einführung in das Modell der Salutogenese

Mit Hilfe der Folien werden die Teilnehmerinnen mit dem Salutogenesemodell vertraut gemacht. Die Teilnehmerinnen werden aufmerksam gemacht für die Frage: Was hält Menschen gesund? Sie lernen die grundlegenden Begriffe kennen: Salutogenese und HEDE-Kontinuum.

Das HEDE-Kontinuum wird anhand von Fallbeispielen erläutert. Die Teilnehmerinnen erhalten zwei Fallbeispiele und werden gebeten, diese zu lesen. In Kleingruppen von je vier Teilnehmerinnen wird die Frage diskutiert, ob die beschriebenen Personen als gesund oder krank eingestuft werden. Ziel ist, dass die Teilnehmerinnen die Problematik der dem pathogenetischen Modell zugrunde liegenden Dichotomie in gesund oder krank erkennen. Sie lernen das HEDE-Kontinuum als multidimensionales Kontinuum kennen; die wichtigsten Dimensionen des Kontinuums (Befund, professionelle Prognose, Befinden, Schmerzen) werden anhand der Fallbeispiele herausgearbeitet.

Die Fallbeispiele sind in den Programm-Materialien (M 1-1) enthalten. Die Trainerinnen können jedoch auch andere, eigene Fallbeispiele einsetzen. Wichtig bei der Auswahl von Fallbeispielen ist, dass diese verschiedene Ebenen von Gesundheit und Krankheit umfassen und unterschiedliche Bewertungen zulassen.

Die Teilnehmerinnen werden danach über den weiteren Ablauf der Sitzungen informiert. Zu diesem Zeitpunkt verstehen die Teilnehmerinnen noch nicht alle Begriffe, die verwendet werden. Im Laufe des Trainings werden diese jedoch Schritt für Schritt erläutert – die Trainerinnen sollten hier auf die späteren Sitzungen verweisen und ggf. um etwas Geduld bitten. Entscheidend ist, dass die Teilnehmerinnen verstehen, dass die Sitzungen einer Struktur folgen und auf der Basis des Salutogenesemodells entwickelt wurden.

Die Inhalte der Power-Point Präsentation zum Salutogenesemodell sind in einem Text zusammengefasst und werden den Teilnehmerinnen ausgehändigt (M 1-2).

Da das gesamte Modell der Salutogenese erst im Verlauf der folgenden Sitzungen nach und nach eingeführt wird, können Fragen auftauchen, die erst später beantwortet werden können. Die Trainerinnen sollten solche Fragen nicht übergehen, sondern aufgreifen und darauf verweisen, dass dieses Thema in einer späteren Sitzung bearbeitet werden wird. Um die Relevanz der Fragen zu unterstreichen, können diese auf einer Wandzeitung mit der Überschrift „Offene Fragen" festgehalten werden.

Hausaufgabe

Lesen des Texts zu Salutogenese und HEDE-Kontinuum
Die Teilnehmerinnen lesen den ausgehändigten Text (M 1-2) und notieren sich eventuelle Unklarheiten.

Gesundheitskurve erstellen
Die Teilnehmerinnen verdeutlichen sich, zu welchen Zeiten sie sich in ihrem Leben gesund und wann sie sich krank fühlten (H 1-1). Sie reflektieren Fragen wie: Wann fühle ich mich gesund? Wann fühle ich mich krank? Von welchen Umständen hängt dies ab? An welchen Kriterien orientiere ich mich?

Die Hausaufgabe kann auf unterschiedliche Weise bearbeitet werden. Manche Teilnehmerinnen zeichnen nur eine Kurve, andere möchten mehrere Kurven aufzeichnen, zum Beispiel für ihr psychisches und ihr körperliches Befinden getrennt oder eine Kurve für ihr subjektives Befinden und eine zweite für Befunde und Diagnosen. Manche fügen auch an besonders kritischen Punkten Text ein.

Die Trainerinnen sollten keine Beispiele vorgeben, sondern die Teilnehmerinnen darin ermutigen, ihren individuellen Bearbeitungsweg zu finden. Es gibt bei der Bearbeitung der Aufgabe kein „richtig" oder „falsch". Vielmehr äußert sich in den diversen Lösungen das unterschiedliche Verständnis, das die Teilnehmerinnen von Gesundheit und Krankheit haben und das in der nächsten Sitzung reflektiert werden soll.

Mein HEDE-Kontinuum
Die Teilnehmerinnen legen die Dimensionen ihres subjektiven HEDE-Kontinuums fest (H 1-2).

Blitzlicht

Die Trainerinnen erläutern, was unter dem Blitzlicht verstanden wird und wie es abläuft. Die Teilnehmerinnen werden angehalten, sich kurz zu fassen und wirklich nur eine aktuelle Momentaufnahme ihrer Befindlichkeit zu geben. Lange Schilderungen sollten die Trainerinnen freundlich aber bestimmt unterbrechen. Auf keinen Fall sollten sie das Gesagte kommentieren. Wir empfehlen jedoch, dass sich auch die Trainerinnen am Blitzlicht beteiligen und sagen, was für sie aktuell wichtig ist.

Bewertung der Stunde

Die Trainerinnen äußern ihr Interesse an einer weiteren Rückmeldung über die Sitzung und erklären, wie mit den Zielscheiben zu verfahren ist.

4 Zweite Sitzung: Gesundheit, Belastungen und Widerstandsressourcen

Ablauf	Ziele	Zeit	Trainer-Verhalten	Materialien
Besprechen der Hausaufgabe Gesundheitskurve HEDE-Kontinuum Fragen zum Text	Die Teilnehmer machen sich klar, wann sie sich gesund und krank fühlten und von welchen Faktoren dies abhängig war bzw. ist	20	Hausaufgaben möglichst integriert besprechen, die Reihenfolge ist unwichtig; Wichtige Ergebnisse, Erkenntnisse und offene Fragen auf der Wandzeitung notieren	Wandzeitung
Gesundheitscafé Subjektive Bewertung der Gesundheit Persönliche Aufgaben und Belastungen Eigene Ressourcen	Die Teilnehmer lernen, dass sie über unterschiedliche Ressourcen verfügen Durch die Café-Atmosphäre werden möglicherweise vergessene Ressourcen aktiviert Die Teilnehmer werden sich über ihre Aufgaben und Belastungen klar	55	Klare Anleitung des Spiels	Tische für jeweils vier Personen mit „Tischdecken" aus Papier belegt; Stifte zum Notieren, Kekse, Dekoration; Wandzeitung für Fragen der Gesprächsrunden
Theoriegeleitete Auswertung des Gesundheitscafés	Die Teilnehmer lernen die unterschiedlichen Dimensionen von Gesundheit kennen Sie verstehen den Unterschied von Belastung und Herausforderung	15	Zusammenhänge zwischen den Ergebnissen des Gesundheitscafés und den theoretischen Grundlagen erklären	Wandzeitung
Theorie: Widerstandsressourcen	Die Teilnehmer lernen das Konzept der Widerstandsressourcen kennen	15	Teilnehmer anregen, weitere gesellschaftliche bzw. individuelle Widerstandsressourcen zu finden	Folien 9, 10; Wandzeitung
Hausaufgabe Text zu Widerstandsressourcen lesen Aufgaben, Belastungen und Ressourcen	Die Teilnehmer verdeutlichen sich ihre persönliche Situation bzgl. ihrer Aufgaben, Belastungen und Ressourcen	5		Handout Widerstandsressourcen (M 2-1); Aufgaben, Belastungen und Ressourcen (H 2-1)
Blitzlicht		5		
Bewertung der Stunde		5		Zielscheiben (M x); Bewertungspunkte

Ziele

- Reflexion über das eigene Verständnis von Gesundheit
- Sich über die eigenen Aufgaben und Belastungen klar werden
- Sich die eigenen Ressourcen verdeutlichen
- Einführung des Begriffs „Widerstandsressourcen"

Ablauf

Besprechen der Hausaufgabe

Gesundheitskurve
Die Gesundheitskurven der Teilnehmer werden besprochen. Ergebnisse und Erkenntnisse über Zusammenhänge zwischen Lebenssituation, Gesundheit und Krankheit werden auf einer Wandzeitung notiert. Offene Fragen werden zu klären versucht und ggf. ebenfalls auf der Wandzeitung notiert.

HEDE-Kontinuum
Die Teilnehmer erläutern die Dimensionen ihres subjektiven HEDE-Kontinuums.

Klären von Fragen
Offene Fragen zum Text über das Salutogenese-Modell werden mit den Teilnehmern geklärt.

Das Gesundheitscafé

Der Therapieraum hat sich in ein Cafe verwandelt: Die Tisch sind locker gruppiert und zwar so, dass jeweils vier Teilnehmer darum herum sitzen können. Auf jedem Tisch liegt eine große ‚Tischdecke' aus Papier: Entweder eine weiße Papiertischdecke, ein großer Packpapierbogen ist aber ebenfalls geeignet. Auf den Tischen steht ein Teller mit einigen Keksen (bzw. kalorienarmen Knabbereien), ggf. eine kleine Blume. Außerdem liegen auf dem Tisch dicke Farbstifte.

Das Gesundheitscafe orientiert sich an der Methode des World Café. Sie ist ausführlich dargestellt in:
Brown, J. & Isaacs, D. (2007). Das World Café. Kreative Zukunftsgestaltung in Organisationen und Gesellschaft. Heidelberg: Carl Auer.

Im Internet unter www.all-in-one-spirit.de; www.zukunftskonferenz.de.

Im Gesundheitscafe werden Fragen diskutiert, die von den Trainern vorgegeben werden. Es gibt drei Fragerunden, wobei immer nur die Fragen zur nächsten Runde auf der Wandzeitung bekannt gegeben werden. An allen Tischen werden die gleichen Fragen bearbeitet. Die wichtigsten Ideen werden von den Teilnehmern auf die Tischdecken gemalt, notiert, gekritzelt. Nach etwa 15 Minuten wird die erste Gesprächsrunde beendet und die Teilnehmer wechseln an andere Tische. Pro Tisch gibt es einen „Gastgeber". Er bleibt am Tisch sitzen und begrüßt die neuen „Gäste". Außerdem fasst er die wichtigsten Ergebnisse der ersten Gesprächsrunde zusammen. Die neuen Gäste berichten ebenfalls von den Ideen und Ergebnissen aus ihrer ersten Runde und die zweite Gesprächsrunde beginnt. Neue Ergebnisse werden wieder notiert, aufgemalt, hingekritzelt. Nach wiederum 15 Minuten erfolgt ein erneuter Wechsel. Der Gastgeber bleibt wieder an seinem Tisch – der Ablauf ist wie bei Runde 2.

Die Gesprächsrunden stehen unter den folgenden Überschriften:
- Subjektive Bewertung der Gesundheit
- Persönliche Aufgaben und Belastungen
- Eigene Ressourcen

Diese ‚Überschriften' dienen der Orientierung der Trainer, sie brauchen den Teilnehmern nicht genannt zu werden. Ihnen werden – auf der Wandtafel – die folgenden Fragen zur Bearbeitung gestellt:

1. Gesprächsrunde
- Woran merke ich, dass ich gesund bin?
- Was ist für meine Gesundheit besonders wichtig?

2. Gesprächsrunde
- Was muss ich tun, was sind meine Aufgaben, wofür bin ich verantwortlich?
- Welche Belastungen habe ich?
- Welche Aufgaben machen mir zu viele Probleme? Was schaffe ich (noch) nicht so gut?

3. Gesprächsrunde
- Was hilft mir, meine Aufgaben und Belastungen zu bewältigen?
- Wodurch, wie schöpfe ich Kraft?
- Was hilft mir, dass ich mich auch bei Belastungen möglichst gesund fühlen kann?

Am Ende der Gesprächsrunden werden die Ergebnisse der Teilnehmer im Plenum besprochen und auf einer Wandzeitung festgehalten. Die Besprechung sollte sich an der obigen Gliederung orientieren.

Beim Besprechen der ersten Gesprächsrunde (subjektive Bewertung der Gesundheit) sollten die Trainer die Nennungen der Teilnehmer zunächst sammeln und dann theoretisch einordnen. Hierzu ist es erforderlich, theoretisches Wissen über die verschiedenen Dimensionen von Gesundheit und subjektive Gesundheitstheorien einzubringen. Als Literatur zur Vorbereitung der Trainer empfehlen wir:

Faltermaier, T. (2005). Gesundheitspsychologie. Kap. 2.3: Gesundheit und Krankheit als Grundbegriffe von Gesundheitspsychologie und Gesundheitswissenschaften (S. 20 – 36). Stuttgart: Kohlhammer.

Franke, A. (2006). Modelle von Gesundheit und Krankheit. Kap. 2: Was ist Gesundheit? (S. 27 – 50). Bern: Hans Huber.

Die wichtigsten Dimensionen von Gesundheit

- Störungsfreiheit
- Wohlbefinden
- Leistungsfähigkeit
- Rollenerfüllung

sollten herausgearbeitet und auf einer Wandzeitung festgehalten werden.

Die zweite Gesprächsrunde (persönliche Aufgaben und Belastungen) kann sich anbieten, den Unterschied von Belastungen – im Sinne des englischen ‚burden' – und Herausforderungen – englisch: ‚challenge' – anzusprechen. Dieser Unterschied lässt sich gut herausarbeiten, indem typische Kognitionen für diese beiden Formen des Umgangs mit Aufgaben gesucht und auf der Wandzeitung notiert werden. Einige typische Beispiele sind in Tabelle 1 dargestellt.

Die Auswertung der dritten Gesprächsrunde (eigene Ressourcen) leitet über zum nächsten Thema „Widerstandsressourcen".

Theorie: Widerstandsressourcen

Die Trainer erläutern Antonovskys Konzept der Widerstandsressourcen und machen deutlich, dass diese einen entscheidenden Einfluss auf die Bewegung auf dem HEDE-Kontinuum haben. Um das Spektrum der gesellschaftlichen und individuellen Widerstandsressourcen zu veranschaulichen, geben sie die Kategorien mit jeweils einem oder zwei Beispielen in einer Tabelle auf einer Wandzeitung vor (Tab. 2).

In diese Tabelle werden dann von Trainern und Teilnehmern gemeinsam weitere der im Gesundheitscafé erarbeiteten Ressourcen sowie solche, die in der aktuellen Diskussion noch ‚entdeckt' werden, eingetragen.

Tabelle 1: Typische Beispiele für Belastungs- und Herausforderungs-Kognitionen

Belastungs-Kognitionen	**Herausforderungs-Kognitionen**
Wie soll ich das nur schaffen?	Irgendwie krieg ich das schon hin!
Mir wird das alles zuviel.	Ich hab doch schon ganz andere Sachen geschafft!
Das kann ich nicht, das habe ich doch noch nie gemacht!	Ich probier's einfach mal aus – wird schon schief gehen.
Schon wieder so ein Berg (Akten, Bügelwäsche, Mails, Rechnungen….)	Da hab ich doch schon dickere Bretter gebohrt!

Tabelle 2: Beispiele für individuelle und gesellschaftliche Widerstandsressourcen

	Beispiele
Individuelle Widerstandsressourcen	
psychisch / geistig	Wissen, Selbstwertgefühl, Optimismus, Gelassenheit, …
körperlich	Kräftige Konstitution, Nicht-Raucher, regelmäßige Bewegung, …
ökonomisch	Sicherer Arbeitsplatz, finanzielle Rücklagen, …
sozial	Freunde, Sportverein, Nachbarn, …
Gesellschaftliche Widerstandsressourcen	Gutes Krankenversicherungssystem, Frieden, …

Hausaufgabe

Handout zu Widerstandsressourcen
Die Teilnehmer lesen den ausgehändigten Text (M 2-1) und notieren sich eventuelle Unklarheiten.

Aufgaben, Belastungen und Ressourcen
Die Hausaufgabe ist eine Vertiefung der Ergebnisse und Diskussionen des Gesundheitscafés. Die Teilnehmerinnen analysieren ihre eigene Situation noch einmal in Ruhe. Sie machen sich klar, über welche Ressourcen sie verfügen, welchen Aufgaben und Belastungen sie sich stellen. Es wird deutlich, wo Teilnehmerinnen ihre Ressourcen ausbauen wollen und in welchen Bereichen sie Belastungen reduzieren bzw. neue Handlungsmöglichkeiten erlernen wollen (H 2-1).

Blitzlicht

Bewertung der Stunde

5 Dritte Sitzung: Bedeutsamkeit kennen lernen

Ablauf	Ziele	Zeit	Trainerinnen-Verhalten	Materialien
Besprechen der Hausaufgabe Aufgaben, Belastungen und Ressourcen Fragen zu Widerstandsressourcen klären	Den Teilnehmerinnen wird deutlich, wo sie ihre Ressourcen ausbauen wollen, in welchen Bereichen sie Belastungen reduzieren bzw. neue Handlungsmöglichkeiten erlernen wollen	20	Darauf achten, dass jede Teilnehmerin zu Wort kommt Diskussion durch Leitfragen anregen	Wandzeitung
Theorie: Kohärenzgefühl	Einführung des Begriffs „Kohärenzgefühl" Die Teilnehmerinnen verstehen den Zusammenhang zwischen Kohärenzgefühl, Stressverarbeitung und Gesundheitsförderung	20		Folien 11-17
Mein Ehrentag	Die Teilnehmerinnen beschäftigen sich damit, was und wer in ihrem Leben wichtig und von Bedeutung ist	60		Mein Ehrentag (M 3-2); Wandzeitung
Hausaufgabe Fragebogen zur Teilhabe Energiekuchen Text zum Kohärenzgefühl lesen	Die Teilnehmerinnen setzen sich mit der Bedeutsamkeit und ihren Möglichkeiten zur Teilhabe auseinander Situationen sammeln, für die mehr Energie und Zeit aufgebracht werden soll. Vergleich von „Ist" und „Wunsch"	5		Fragebogen zur Teilhabe (H 3-1); Energiekuchen (H 3-2); Handout Kohärenzgefühl (M 3-1)
Blitzlicht		5		
Bewertung der Stunde		5		Zielscheiben (M x); Bewertungspunkte

Ziele

- Nachdenken über Lebensbereiche mit besonderer Bedeutung
- Sich klar werden, welche Personen bisher und in der momentanen Situation wichtig sind
- Schwerpunkte formulieren, für die Zeit und Energie eingesetzt werden sollen
- Einführung des Konstrukts „Kohärenzgefühl"

Ablauf

Besprechen der Hausaufgabe

Die Hausaufgaben können unter folgenden Fragestellungen ausgewertet werden:

- Wie ist das Verhältnis von Aufgaben, Belastungen und Ressourcen?
- Wurden durch das Gesundheitscafé vergessene Ressourcen aktualisiert?
- Gibt es Ressourcen, die „immer gut" sind?
- Gibt es andere Ressourcen, die eher situationsspezifisch eingesetzt werden?
- Möchte ich bestimmte Ressourcen ausweiten?
- Gibt es bestimmte Belastungsbereiche, für die ich keine Ressourcen sehe?

Da mit der Hausaufgabe kein neuer Inhalt eingeübt wurde, werden die Ergebnisse nur kurz besprochen. Wichtig ist, deutlich werdende Veränderungsmotivation zu verstärken, aber auch, zu hochgesteckte Ziele in angemessene Teilziele zu unterteilen.

Zum Abschluss der Hausaufgabenbesprechung sollten die Trainerinnen noch einmal sichergehen, dass das Konzept der Widerstandsressourcen von allen Teilnehmerinnen verstanden wurde.

Theorie: Das Kohärenzgefühl

Die Bedeutung des Kohärenzgefühls als die wichtigste, umfassendste Widerstandsressource wird erläutert. Die drei Komponenten des Kohärenzgefühls und der Zusammenhang zwischen Kohärenzgefühl, Stressverarbeitung und Gesundheitsförderung werden von den Trainerinnen dargestellt (M 3-1).

Mein Ehrentag

Die Teilnehmerinnen werden aufgefordert sich vorzustellen, dass sie einen wichtigen Tag in ihrem Leben feiern. Es kann ein wichtiger Geburtstag sein, z.B. der siebzigste, vielleicht eignen sich aber auch ein Dienstjubiläum, die Verabschiedung aus dem Dienst oder der fünfzigste Hochzeitstag. Wichtig ist, dass es sich um einen Tag handelt, an dem Bilanz gezogen wird.

Bei jüngeren Teilnehmerinnen sollte darauf geachtet werden, dass sich der gewählte Tag nicht außerhalb ihres Vorstellungsvermögens befindet; für Studentinnen z.B. ist bereits der 40. Geburtstag ein sehr weit entfernt liegendes Ereignis.

Die Aufgabe besteht darin, dass sich die Teilnehmerinnen anlässlich ihres Ehrentages überlegen, was ihnen im Leben wichtig ist, welche Ziele sie verfolgen wollen, an welchen Werten sie sich orientieren, was für sie nicht in Frage kommt u.ä.. Fragen, die hierbei helfen, sind:

Wer soll zum Festtag kommen? Wer ist wichtig? Über wessen Besuch würde man sich besonders freuen? Wessen Abwesenheit würde schmerzen?

Da an solch einem Ehrentag natürlich Reden gehalten werden, überlegen die Teilnehmerinnen sich, wie eine solche Rede aussehen sollte und schreiben ihre Gedanken auf (M 3-2).

Die Teilnehmerinnen sollten sich u.a. überlegen:

- Welche Lebensereignisse sollen erwähnt werden?
- Welche Lebensphasen waren besonders bedeutsam?
- Auf welche ihrer Fähigkeiten und Eigenschaften sind sie stolz?
- Was hat ihnen ganz besonders am Herzen gelegen?
- Wo haben sie etwas erreicht? Mit welchen Leistungen sind sie zufrieden?
- Wo und wem waren/ sind sie wichtig?
- Was wünschen sie sich für die Zukunft? Was möchten Sie (noch) erleben oder erreichen?

Jede Teilnehmerin arbeitet etwa 30 Minuten für sich. Es muss nicht unbedingt eine Rede geschrieben werden – wichtig ist, dass die Aspekte erwähnt werden, die die Teilnehmerinnen für wichtig erachten.

Die Ergebnisse werden anschließend in Kleingruppen von je 2–3 Teilnehmerinnen besprochen. Im

Anschluss wird im Plenum auf einer Wandzeitung festgehalten, welche Werte für die eigene Person wichtig sind, welche für den Kontakt mit anderen, welche in der eigenen Familie, welche im Beruf und für welche Werte sich die einzelnen Teilnehmerinnen in der Gesellschaft einsetzen.

Bei der Auswertung kommt es darauf an, dass den Teilnehmerinnen klar wird, welche Werte für sie im Leben Bedeutung haben, was oder wer ihnen wirklich wichtig ist, wofür sie sich gerne anstrengen. Möglicherweise wird auch deutlich, dass sich das eigene Wertesystem im Laufe des Lebens verändert hat, z.B. durch Krankheiten, persönliche Krisen, Arbeitslosigkeit.

Hausaufgabe

Die Hausaufgaben dienen der Auseinandersetzung mit der eigenen Teilhabe und Bedeutsamkeit:

Fragebogen zur Teilhabe
Es ist wichtig darauf hinzuweisen, dass der ‚Fragebogen zur Teilhabe' (H 3-1) der Reflexion der eigenen Situation dient; richtig oder falsch gibt es nicht, auch werden die Ergebnisse in der nächsten Sitzung nicht in irgendeiner Weise bewertet!

Der Fragebogen wurde für die Lebenssituation von Menschen konstruiert, die sich im Arbeitsprozess befinden. Besteht die Gruppe überwiegend aus Personen, für die dies nicht zutrifft – z.B. Studierende, Arbeitslose – sollten die Trainerinnen den Bogen entsprechend modifizieren.

Energiekuchen
Die Teilnehmerinnen schätzen ein, wofür sie ihre Energie und Zeit im Moment tatsächlich aufwenden (H 3-2). Sie kennzeichnen diese Anteile dadurch, dass sie entsprechende ‚Tortenstücke' einzeichnen. In einem zweiten Schritt machen sie sich klar, wofür sie sich gerne anstrengen würden. Der Vergleich von Ist- und Wunschzustand verdeutlicht den Teilnehmerinnen, welche Bereiche während des Programms ausgeweitet bzw. eingeschränkt werden könnten.

Lesen des Handouts zum Kohärenzgefühl (M 3-1)

Blitzlicht

Bewertung der Stunde

6 Vierte Sitzung: Bedeutsamkeit fördern

Ablauf	Ziele	Zeit	Trainer-Verhalten	Materialien
Besprechen der Hausaufgabe Fragen zum Kohärenzgefühl klären Fragebogen zur Teilhabe Energiekuchen	Vertiefen der Auseinandersetzung mit der Variablen Bedeutsamkeit Die Teilnehmer entwickeln Ideen, wie sie sich besser auf Dinge konzentrieren können, die wichtig sind	20		Wandzeitung
Rollenspiele: Bedürfnisse und Wünsche äußern	Die Teilnehmer lernen im Rollenspiel, ihre Wünsche und Bedürfnisse zu äußern	70	Situationen für das Rollenspiel bevorzugen, die bei der Auswertung der Hausaufgaben erwähnt wurden Spielsequenz soll 5 Minuten nicht überschreiten	Wandzeitung
Theorie: Drei-Ebenen-Modell des Verhaltens	Die Teilnehmer lernen, das Drei-Ebenen-Modell des Verhaltens anzuwenden	15		Folie 19; Handout Drei-Ebenen-Modell (M 4-1)
Hausaufgabe Bedürfnisse und Wünsche äußern	Die Teilnehmer festigen das in der Stunde Gelernte und wenden es in Realsituationen an Mögliche Schwierigkeiten können in der nächsten Sitzung besprochen werden	5		Bedürfnisse und Wünsche äußern (H 4-1)
Blitzlicht		5		
Bewertung der Stunde		5		Zielscheiben (M x); Bewertungspunkte

Ziele

- Vertiefen der Auseinandersetzung mit dem Thema „Bedeutsamkeit"
- Klärung von Prioritäten für den Einsatz von Energie und Zeit
- Die Teilnehmer lernen, dass sie ihren Zielen näher kommen können, wenn sie ihre Bedürfnisse und Wünsche wichtig nehmen und äußern
- Einführung des Drei-Ebenen-Modells des Verhaltens

Ablauf

Besprechen der Hausaufgabe

Zunächst werden eventuelle Fragen zum Kohärenzgefühl bzw. zum entsprechenden Handout geklärt.

Die Auswertung der Hausaufgaben ‚Fragebogen zur Teilhabe' und ‚Energiekuchen' geschieht in Gesprächsform in der Großgruppe. Herausgearbeitet werden sollte, was die Teilnehmer anhand der Hausaufgaben erkannt haben und wo ihnen deutliche Diskrepanzen zwischen Ist- und Wunschzustand aufgefallen sind.

Auf einer Wandzeitung wird gesammelt, welche Strategien hilfreich sein können, um dem persönlichen Wunschzustand näher zu kommen und sich für die Dinge zu engagieren, die einem wichtig sind. Die Trainer sollten zunächst auf Strategien aus der Gruppe warten, können aber auch selbst Vorschläge einbringen.

Mögliche Strategien können sein:

- Prioritäten setzen und durchsetzen
- Teilziele setzen
- Bedürfnisse und Wünsche äußern
- Aufgaben verteilen, um Unterstützung bitten
- (unberechtigte) Forderungen ablehnen
- Forderungen vertreten
- Sich nicht an Kleinigkeiten aufreiben

Rollenspiel: Bedürfnisse und Wünsche äußern

Nicht alle in der Gruppe erarbeiteten Strategien können im Rahmen eines Trainings erlernt und eingeübt werden – dies ist schon aufgrund der zeitlichen Begrenzung nicht möglich. Im HEDE-Training® wurde als Übungs-Strategie das Äußern von Bedürfnissen und Wünschen ausgewählt, da dieses erfahrungsgemäß vielen Menschen schwer fällt und ihnen Fertigkeiten fehlen, wie sie sich angemessen artikulieren können.

Zur Einleitung der Übung erklären die Trainer, dass das Äußern der eigenen Bedürfnisse und Wünsche zweierlei voraus setzt: Erstens muss ich mir selbst darüber Rechenschaft abgeben, was ich möchte und zweitens muss ich, wenn mein Wunsch auch andere Menschen betrifft, in der Lage sein, ihn auch diesen anderen gegenüber zu äußern.

Anschließend erklären sie die Technik des Rollenspiels: Da es in diesem Trainingsteil vor allem darum geht, den eigenen Kognitionen auf die Spur zu kommen, die das Äußern von Wünschen und Bedürfnissen erschweren bzw. erleichtern, ist wichtig, dass diese Kognitionen erkennbar werden. Dies geschieht dadurch, dass im Rollenspiel nicht nur das äußere Verhalten gespielt wird, sondern dass zusätzlich die Gedanken laut ausgesprochen werden. Der Protagonist spricht alle Gedanken, die ihm durch den Kopf gehen, laut aus. Um sie als Gedanken zu kennzeichnen, verwendet er die Methode des Fingerschnippens: Sobald ihm ein Gedanke durch den Kopf geht, schnippt er mit den Fingern und spricht den Gedanken aus. Die Spielhandlung wird durch das Fingerschnippen angehalten. Ist der Gedanke ausgesprochen, schnippt der Protagonist wieder, die Szene wird fortgesetzt. Das Fingerschnippen entspricht den Anführungszeichen bzw. Gänsefüßchen, die im schriftlichen Text die wörtliche Rede kennzeichnen.

Zur Erklärung der Methode spielen die Trainer ein Rollenspiel zur Demonstration.

Wenn alle die Fingerschnippmethode verstanden haben, wird ein erstes Übungsrollenspiel durchgeführt. Als Rollenspielsituationen sollten möglichst solche gewählt werden, die bei der Auswertung der Hausaufgabe erwähnt wurden. Hat ein Teilnehmer eine Situation gefunden, die er durchspielen möchte, wird diese Situation für alle kurz, aber möglichst konkret, beschrieben. Um ein Hineinfinden in die Situation zu erleichtern, werden Tische und Stühle so arrangiert, dass sie der Realsituation nahe kommen. Die Rollen weiterer an der Situation beteiligter Personen werden auf andere Teilnehmer verteilt. Als Übungssituationen eignen sich vor allem solche mit wenigen Mitspielern, weil sonst die Situation zu komplex wird. Der Protagonist sollte den Mitspielern Handlungsanweisungen geben, damit sich diese möglichst so verhalten wie die realen Personen. Die übrigen Teilnehmer sitzen in einem Außenkreis und beobachten.

Erfahrungsgemäß wirkt das ungewohnte Aussprechen der Gedanken zunächst etwas komisch und es fällt den Teilnehmern schwer, ihre Gedanken in wörtlicher Rede wiederzugeben. Die Trainer sollten daher das Rollenspiel kurz unterbrechen, wenn sie den Eindruck haben, dass nicht alle Gedanken geäußert werden und bei der Formulierung kurz helfen.

Die Auswertung des Rollenspiels erfolgt anhand des Drei-Ebenen-Modells des Verhaltens an einer Wandzeitung. Die Trainer zeichnen eine Tabelle, in die sie die Kategorien – somatisch, kognitiv, motorisch – eintragen und füllen die entsprechenden Felder im Gespräch mit dem Protagonisten aus. Die drei Verhaltenebenen werden an dieser Stelle als Kategorie vorgegeben, nicht erklärt. Die Erläuterung erfolgt im anschließenden Theorieteil.

Bei der Auswertung des Rollenspiels ist es wichtig, dass der Protagonist darin verstärkt wird, dass er ein Recht hat, seine Bedürfnisse und Wünsche zu äußern. Gedanken und Überzeugungen, die diesem Verhalten im Weg stehen, werden angesprochen. Mit Hilfe der anderen Teilnehmer werden ggf. alternative Gedanken entwickelt, die dem Protagonisten helfen, seine Bedürfnisse auch in der Realsituation zu äußern. In einem weiteren Durchgang kann der Protagonist ausprobieren, ob bzw. welche Alternativ-Gedanken für ihn hilfreich sind.

Theorie: Das Drei-Ebenen-Modell des Verhaltens

Nach Durchführung und Auswertung des ersten Rollenspiels wird das Strukturmodell des Verhaltens ausführlich erklärt (M 4-1, Folie 19), so dass die Teilnehmer den Zusammenhang zwischen den drei Verhaltensebenen verstehen lernen.

Bei ausreichender Zeit sollten weitere Rollenspiele durchgeführt werden.

Hausaufgabe

In der folgenden Woche beobachten die Teilnehmer sich in Situationen, in denen sie Wünsche oder Bedürfnisse äußern bzw. nicht äußern und notieren möglichst eine entsprechende Situation auf dem Hausaufgabenbogen (H 4-1). Die Trainer sollten darauf hinweisen, dass die Fingerschnippmethode auch im Alltag geeignet ist, den eigenen Gedanken auf die Spur zu kommen – gleichsam als Anführungszeichen für den inneren Dialog.

Blitzlicht

Bewertung der Stunde

7 Fünfte Sitzung: Ressourcen erweitern

Ablauf	Ziele	Zeit	Trainerinnen-Verhalten	Materialien
Besprechen der Hausaufgabe Bedürfnisse und Wünsche äußern	Die Erfahrungen beim Äußern von Bedürfnissen und Zielen werden ausgetauscht.	15	Positive Erfahrungen verstärken. Bei berichteten Schwierigkeiten nicht zu lange verbal nach Lösungsmöglichkeiten suchen, sondern auf die nachfolgenden Rollenspiele verweisen	Wandzeitung
Rollenspiele: Bedürfnisse und Wünsche äußern	Die Teilnehmerinnen üben Situationen, in denen ihnen das Äußern von Bedürfnissen und Gefühlen noch schwer fällt	45	Beim Besprechen auf alle drei Ebenen des Verhaltens eingehen	
Theorie: Unterstützungsressourcen	Die Teilnehmerinnen lernen die ressourcenorientierte Erweiterung des Salutogenese-Modells kennen	10		Folie 20, 21; Handout Unterstützungsressourcen (M 5-1)
Sich etwas Gutes tun	Die Teilnehmerinnen setzen sich damit auseinander, auf welche Weise sie genießen und was sie daran üben oder erweitern können	35		Kartensets (1 Exemplar pro Teilnehmerin) (M 5-2)
Hausaufgabe	Genussübung	5		Genussübung (H 5-1)
Blitzlicht		5		
Bewertung der Stunde		5		Zielscheiben (M x); Bewertungspunkte

Ziele

- Vertiefung der Fähigkeit, Bedürfnisse und Wünsche zu äußern
- Einführung der ressourcenorientierten Erweiterung des Salutogenese-Modells
- Die Teilnehmerinnen entwickeln ihre eigene Theorie des Genießens
- Sie aktualisieren unterschiedliche Aktivitäten und Möglichkeiten, um sich wohl zu fühlen

Ablauf

Besprechen der Hausaufgabe

Die Erfahrungen der Teilnehmerinnen mit dem Äußern von Bedürfnissen und Wünschen in realen Situationen werden besprochen. Es sollte herausgearbeitet werden, worin die Schwierigkeiten bei der Durchführung bestanden.

Rollenspiel: Bedürfnisse und Wünsche äußern

Die Teilnehmerinnen üben noch einmal, Bedürfnisse und Wünsche zu äußern mit der Fingerschnippmethode. Die Trainerinnen sollten darauf achten, dass möglichst alle Gedanken ausgesprochen werden – dies ermöglicht, ‚verborgene' Wünsche zu erkennen. Es sollten Situationen gespielt werden, die in der vorigen Woche noch nicht beherrscht wurden, aber auch solche, die bisher nicht erwähnt wurden.

Theorie: 'Unterstützungsressourcen'

Die Trainerinnen erklären anhand von Folie 21 die ressourcenorientierte Erweiterung des Salutogenese-Modells: Die eigene Gesundheit kann nicht nur dadurch gestärkt werden, dass man möglichst gut mithilfe der Widerstandsressourcen dem Stress begegnen kann, sondern auch dadurch, dass man sich etwas Gutes tut, für Freude sorgt, die Dinge humorvoll nimmt usw.

In der Diskussion sollte darauf hingearbeitet werden, dass die Teilnehmerinnen selbst möglichst weitere positive Ressourcen selbst nennen; diese werden auf der Wandzeitung festgehalten.

Sich-etwas-Gutes-Tun

Ziel dieser Übung ist, sich mit den eigenen Unterstützungsressourcen auseinander zu setzen und zu reflektieren, welche Einstellung die Teilnehmerinnen zu ihrem eigenen Wohlbefinden haben und inwieweit sie sich Gutes gönnen wollen oder können.
Jede Teilnehmerin erhält ein Set Karten (Visitenkarten- oder Karteikartengröße; M 5-2) mit folgenden Aussagen:

- Ich nehme mir viel Zeit für Dinge, die mir Spaß machen.
- Es fällt mir leichter, für das Wohlbefinden anderer zu sorgen als für mein eigenes.
- Ich weiß sehr genau, was mir gut tut.
- Ich habe einfach keine Zeit für Dinge, die nur zu meinem Vergnügen sind.
- Ich habe nie gelernt, so richtig zu genießen.
- Ich tue mir selbst mindestens so viel Gutes wie anderen.
- Wenn ich mich gestresst fühle, finde ich es schwer, die schönen Seiten des Lebens zu genießen.
- Eigentlich gibt es für mich jeden Tag etwas, das ich genießen kann.
- Es kommt mir etwas übertrieben vor, etwas zu tun, um mich selbst zu verwöhnen.
- Genießen kann ich nur richtig, wenn ich Abstand vom Alltag habe.
- Wenn ich mich belastet fühle, achte ich immer darauf, mir zum Ausgleich etwas Gutes zu tun.
- Ich habe nie ein schlechtes Gewissen dabei, mir selber etwas zu gönnen.
- Wenn ich etwas genieße, merke ich oft nicht, wann es genug ist.

Jede Teilnehmerin bringt die Karten in eine Reihenfolge auf einer imaginären Linie: links außen liegen die Aussagen, die zu 100 Prozent für sie zutreffen, rechts außen werden die Aussagen angeordnet, die überhaupt nicht zutreffen. Aussagen, die teilweise zutreffen, werden im Mittelbereich zwischen diesen beiden Polen einsortiert. Natürlich ist es ebenso gut möglich, die Karten vertikal anzuordnen; die Teilnehmerinnen sollen sich nicht strikt an ein Schema halten, sondern sich frei fühlen, die Karten so zu legen, dass sie ihre persönliche Hierarchie der Aussagen abbilden.

Zur Auswertung der Übung wird jede Teilnehmerin gebeten, drei Aussagen zu nennen, die auf sie am deutlichsten zutreffen, d.h. die am weitesten links außen liegen.

Die Teilnehmerinnen setzen sich bei dieser Übung intensiv damit auseinander, auf welche Weise sie sich etwas Gutes tun und welche Bedingungen erfüllt sein müssen, damit sie Genuss erleben. Mögliche Schwierigkeiten beim Genießen werden besprochen.

Hausaufgabe

Die Teilnehmerinnen suchen in ihrem Alltag nach angenehmen Gerüchen und notieren, was sie bei ihnen auslösen.

Blitzlicht

Bewertung der Stunde

8 Sechste Sitzung: Verstehbarkeit kennen lernen und Entspannung

Ablauf	Ziele	Zeit	Trainer-Verhalten	Materialien
Besprechen der Hausaufgabe	Die Erlebnisse mit angenehmen Gerüchen werden ausgetauscht	15	‚Duftproben' in der Gruppe herumgehen lassen	
Theorie: Verstehbarkeit	Die Teilnehmer lernen den Zusammenhang zwischen Verstehbarkeit und Konsistenz kennen	10		Ggf. Folie 13, 14, 22
Konsistenz im eigenen Leben	Die Teilnehmer reflektieren das Ausmaß von Konsistenz in unterschiedlichen Lebensbereichen	25		Polaritätenprofil zur Konsistenz (M 6-1.1; M 6-1.2)
Bilder beschreiben	Die Teilnehmer lernen, das Ausmaß an Verstehbarkeit zu erhöhen, indem sie gut zuhören und sich verständlich ausdrücken	20		Abstrakte Bilder / Postkarten Wandzeitung
Entspannungsreaktion	Die Teilnehmer wissen, was Entspannung ist und wie sie sich äußert	15		Postkarten oder Bilder mit entspannenden Motiven
Weitzman-Entspannungstraining	Die Teilnehmer lernen, sich zu entspannen	20	Ängste und Skepsis (‚Bei mir geht das nicht', ‚das wirkt ja doch nicht'….) ernst nehmen, aber die Teilnehmerinnen ermuntern, es mal zu versuchen	Anleitung zur Weitzman Entspannung (M 6-2); Handout Entspannungsreaktion (M 6-3)
Hausaufgabe Konsistenz erhöhen Entspannung vertiefen	Die Teilnehmer planen, wie sie Konsistenz erhöhen können Sie üben das Entspannungsverfahren	5		Konsistenz erhöhen (H 6-1); Entspannung (H 6-2; H 6-3)
Blitzlicht		5		
Bewertung der Stunde		5		Zielscheiben (M x); Bewertungspunkte

Ziele

- Verstehen des Zusammenhangs von Verstehbarkeit und Konsistenz
- Analyse der eigenen Lebenssituation in Hinblick auf ihre Konsistenz
- Die Teilnehmer überprüfen, wie konkret sie etwas erklären können
- Sie lernen ein Entspannungsverfahren kennen und üben dies ein

Ablauf

Besprechen der Hausaufgabe

Die Teilnehmer berichten von ihren Erfahrungen beim Sammeln von Düften und Gerüchen. ‚Duftproben' werden in der Gruppe herumgereicht und von anderen ‚begutachtet'. Was wird als angenehm empfunden? Welche positiven Assoziationen werden durch den Duft geweckt? Die Vielfalt dessen, was als angenehm empfunden werden kann, sollte deutlich werden. Die Trainer sollten aber darauf achten, dass alle Unterschiede positiv aufgenommen werden! Gerade bei Gerüchen sind die Empfindungen sehr unterschiedlich, und der Lieblingsduft des einen kann von einem anderen gar nicht gemocht werden.

Theorie: Verstehbarkeit

Anhand der vorbereiteten Materialien (M 3-1) erläutern die Trainer noch einmal die Teilkomponente ‚Verstehbarkeit' des Kohärenzgefühls. Sie verdeutlichen den Zusammenhang von Verstehbarkeit und Konsistenz: Je eindeutiger, regelhafter, vorhersehbarer und in sich stimmiger eine Situation oder ein Lebensbereich sind, umso eher ist es möglich zu verstehen, was dort vor sich geht.

Um die Verstehbarkeit zu erhöhen, ist zweierlei wichtig: Zum einen muss das eigene Leben daraufhin überprüft werden, wie konsistent es ist – und ggf. müssen Veränderungen in Richtung auf größere Konsistenz eingeleitet werden. Zum zweiten muss man in der Lage sein, Situationen analysieren und bewerten zu können. Dies ist vor allem wichtig, um auch in weniger klaren und konsistenten Situationen die Ruhe zu behalten und richtig reagieren zu können. Je höher das Ausmaß an Verstehbarkeit, umso mehr wird man in unterschiedlichsten Situationen angemessen reagieren können – und damit etwas Gutes für seine Gesundheit tun. Die Trainer betonen, dass die Verstehbarkeit nicht gleichzusetzen ist mit der Kontrollierbarkeit einer Situation.

In dieser Sitzung wird je eine Übung zu den beiden Wegen zu einem höheren Ausmaß an Verstehbarkeit durchgeführt: Die erste bezieht sich auf eine Überprüfung des Ausmaßes an Konsistenz im eigenen Leben, die zweite auf eine Fähigkeit, die bei der Analyse von Situationen wichtig ist, nämlich der Fähigkeit zuzuhören, zu verstehen und das Verstandene mitzuteilen.

Konsistenz im eigenen Leben

Die Teilnehmer bewerten ihre eigene Lebenssituation danach, wie viel Konsistenz sie erleben.

Jeder Teilnehmer erhält ein Polaritätenprofil und füllt es in Ruhe aus. In den Materialien befinden sich zwei Polaritätenprofile: M 6-1.1 bezieht sich auf die Lebenssituation von berufstätigen Erwachsenen, M 6-1.2 auf diejenige von Studierenden. Wenn sich in der Gruppe Personen in einer anderen Lebenssituation befinden, sollten die Trainer ein entsprechendes Polaritätenprofil entwickeln.

Nachdem jeder Teilnehmer das Profil für sich ausgefüllt hat, wird im abschließenden Gespräch erarbeitet, wo Konsistenz- und Verstehbarkeitsdefizite bestehen und überlegt, wie sie aufgefüllt werden können. Leitfragen für die Diskussion können sein:

- Hat mich etwas an dem Polaritätenprofil überrascht? Habe ich weniger Durchblick als ich gedacht hatte? Oder ist eigentlich mehr gut geregelt, als ich gedacht hätte?
- Worin unterscheiden sich die Bereiche, in denen ich viel Konsistenz erlebe von denen, in denen die Konsistenz geringer ist?
- In welchen Bereichen möchte ich etwas verändern?
- Wie kann ich die Konsistenz und Verstehbarkeit erhöhen?
- Gibt es Bereiche, in denen ich wenig Einfluss auf die Konsistenz habe? Wie will ich damit umgehen?

Bilder beschreiben

Diese Übung zielt darauf ab, dass die Teilnehmer ihre Fähigkeiten zur Analyse von nicht eindeutig strukturierten Situationen überprüfen und verbessern.

Die Teilnehmer bilden Paare. Die Partner sitzen Rücken an Rücken, so dass sie sich nicht sehen können. Pro Paar erhält einer der Teilnehmer ein Bild oder eine Postkarte, auf der ein eher abstraktes Gemälde abgebildet ist. Farben und Formen sollten auf den Bildern stärker betont sein als eine gegenständliche und realistische Widergabe der Motive. (Aus drucktechnischen Gründen befinden sich keine Bilder bei den Materialien; die Trainer sollten hier eigene Bilder suchen). Der Teilnehmer, der das Bild erhält, beschreibt dies seinem Partner, der das Bild nicht sehen kann. Rückfragen sind nicht erlaubt. Das Bild sollte etwa drei Minuten beschrieben werden. Im Anschluss werden die Bilder wieder eingesammelt. Alle Bilder werden ausgelegt, und es ist gut, wenn noch einige Bilder zusätzlich ausgelegt werden. Die Partner, die zugehört haben, sollen „ihr" Bild nach der Beschreibung identifizieren.

Bei der Auswertung werden die Erfahrungen der Teilnehmer gesammelt: Welche Form der Beschreibung war hilfreich? Welche Informationen über das Bild haben es dem Partner ermöglicht, das richtige zu finden? Wo gab es Überraschungen?

Nicht nur die Teilnehmer, die die Bilder erkennen sollten, sollen ihre Erfahrungen mitteilen. Auch diejenigen, die beschrieben haben, sollten mitteilen, was sie versucht haben, um eine möglichst präzise Beschreibung zu geben, was ihnen dabei geholfen hat und worin die Schwierigkeiten dieser Aufgabe bestanden.

Entspannung: Entspannungsreaktion

Vorbemerkung: Wir gehen davon aus, dass die Trainer mit der Durchführung von Entspannungstrainings vertraut sind. Falls nicht, sollten sie sich entsprechend informieren und die Durchführung ausreichend üben. Nur wenn die Trainer mit dem Verfahren vertraut sind, können sie die Reaktionen der Teilnehmer richtig einschätzen und angemessen mit ihnen umgehen.

Als einführende Literatur sind z.B. geeignet:

Vaitl, D. & Petermann, F. (Hrsg) (2000). Handbuch der Entspannungsverfahren. Band 1: Grundlagen und Methoden. Weinheim: Beltz/PVU.

Hofmann, E. (1999). Progressive Muskelentspannung. Ein Trainingsprogramm. Göttingen: Hogrefe.

Bevor mit dem Üben eines Entspannungstrainings begonnen werden kann, muss sichergestellt sein, dass die Teilnehmer wissen, was die Entspannungsreaktion kennzeichnet und welches ihre wesentlichen Bedingungen sind. Die Trainer sollten darauf hinweisen, dass Entspannung nicht nur eine wichtige ‚positive' Ressource ist, sondern dass sie auch eine wichtige Funktion haben kann, um Belastungsbalance herzustellen. (Dieser Punkt wird zwar erst in der achten Sitzung intensiv erarbeitet, kann aber hier bereits erwähnt werden.) Zur Einstimmung in das Thema kann es hilfreich sein, zunächst verschiedene Bilder oder Postkarten auszulegen, auf denen Motive abgebildet sind, die mit Entspannung verknüpft werden können: Strand, Blumenwiese, Bank im Garten, Hängematte, Laub, Berge etc. Jeder Teilnehmer wählt ein Motiv, das für ihn am ehesten mit Entspannung verbunden ist. Die Teilnehmer kommentieren kurz ihre Wahl und tauschen sich darüber aus, wie sie sich in ihrem Alltag normalerweise entspannen.

Auf einer Wandzeitung wird anschließend festgehalten, welche körperlichen und mentalen / psychischen Reaktionen mit Entspannung verbunden sind. Ausgangspunkt sind die von den Teilnehmern genannten Reaktionen, die die Trainer dann ggf. ergänzen. Eine Beschreibung der Entspannungsreaktion befindet sich in den Materialien (M 6-3).

Weitzman-Entspannungstraining

In diesem Training wird als Entspannungstraining eine Modifikation des Trainings nach Bernhard Weitzman (s. Goldfried & Davison 1979) angewendet (M 6-2). Dieses hat sich im Programm zur Gesundheitsförderung von Franke & Möller (1993) als eine Methode erwiesen, die hervorragend geeignet ist, schnell zu erfahren, wie sich die Entspannungsreaktion anfühlt. Wir konnten zudem die Erfahrung machen, dass auch Menschen, die fruchtlose Versuche in diversen Entspannungstrainings hinter sich haben und überzeugt sind, dass Entspannung nichts für sie ist, auf angenehme Weise lernen können, sich zu entspannen.

Teilnehmern, die bereits ein Entspannungstraining erlernt haben, soll das Weitzman-Verfahren nicht als Alternative angepriesen werden, sondern als eine Möglichkeit, das eigene Repertoire von Entspannungsmöglichkeiten zu erweitern. Teilnehmern, die schlechte Erfahrungen mit Entspannungstrainings gemacht haben oder aufgrund früherer Erfahrungen zu der Überzeugung gelangt sind, dass sie nicht entspannen können, sollten ohne jeden Druck aufgefordert werden, es doch einfach mal mit diesem neuen Verfahren zu versuchen. Gleiches gilt für Teilnehmer, die an Migräne leiden.

Vor Beginn der Übung sollten sich die Trainer vergewissern, dass die äußeren Bedingungen geeignet sind:

- Jeder Teilnehmer sollte möglichst bequem sitzen oder liegen und ausreichend Abstand zu seinem Nachbarn haben.
- Der Raum sollte nicht zu hell sein; ggf. Gardinen schließen und Licht dimmen.
- Brillen und harte Kontaktlinsen sollten entfernt, Handys ausgeschaltet werden.

Während der Durchführung sollten die Trainer auf die körperlichen Reaktionen der Teilnehmer achten. Eventuell auftretende Angstreaktionen müssen im anschließenden Erfahrungsaustausch besprochen werden.

Vor allem dient der anschließende Erfahrungsaustausch dazu, für die eigenen Reaktionen sensibler zu werden und die Beschreibung von Körperempfindungen zu lernen. Erfahrungen anderer können eine differenziertere Wahrnehmung der eigenen Empfindungen ermöglichen und sind somit eine Hilfe festzustellen, was einem selbst gut tut.

Der Text des Entspannungstrainings befindet sich in Schriftform bei den Materialien (M 6-2) und gesprochen auf der CD. Wir gehen davon aus, dass die Trainer während der Sitzung den Text vorlesen; für das häusliche Üben kann der Text von der CD kopiert und z.B. auf einen MP3-Player geladen werden. Außerdem werden den Teilnehmern abschließend die Texte zur Entspannungsreaktion (M 6-3) ausgehändigt.

Hausaufgabe

Konsistenz erhöhen
Die Teilnehmer beschäftigen sich noch einmal intensiv mit ihrem Polaritätenprofil zur Konsistenz. Sie überlegen, welche Bereiche sie verändern möchten und planen weitere Schritte zur Umsetzung (H 6-1). Wichtig ist, dass sie sich auf einen oder zwei Aspekte konzentrieren. Die Trainer sollten deutlich machen, dass die Erhöhung der Verstehbarkeit nicht diffus in allen Bereichen gleichzeitig erfolgen kann, sondern dass Schwerpunktsetzung notwendig ist.

Entspannungstraining üben
Die Teilnehmerinnen üben das Entspannungsverfahren täglich und lernen, Entspannungsreaktionen auch im Alltag wahrzunehmen (H 6-2, H 6-3).

Blitzlicht

Bewertung der Stunde

9 Siebte Sitzung: Verstehbarkeit fördern

Ablauf	Ziele	Zeit	Trainerinnen-Verhalten	Materialien
Besprechen der Hausaufgabe Konsistenz erhöhen Entspannung vertiefen	Die Teilnehmerinnen tauschen aus, was ihnen hinsichtlich der Konsistenz in ihrem Leben aufgefallen ist , was sie ggf. verändern wollen und wie sie es angehen wollen Sie erweitern ihre Möglichkeiten, Entspannung in den Alltag zu integrieren Die Entspannung wird selbstverständlicher eingesetzt	20	Jeden Leistungsdruck „Ich *muss* mich entspannen können" vermeiden	Wandzeitung
Ruheszene	Die Teilnehmerinnen erarbeiten eine Ruheszene und koppeln diese an die Entspannung nach dem Weitzman-Training	25		
Entspannung Wiederholung der Weitzman-Entspannung	Die Teilnehmerinnen intensivieren die Selbstwahrnehmung Sie lernen, die Entspannung zu vertiefen und mit der Ruheszene zu koppeln	15		Anleitung zur Weitzman-Entspannung (M 6-2)
Kontrollierter Dialog	Die Teilnehmerinnen erhöhen die Verstehbarkeit, indem sie sich präzise ausdrücken und gut zuhören	30		
Rollenspiele: Informationen einholen	Die Teilnehmerinnen trainieren, sich zu informieren und damit die Verstehbarkeit zu erhöhen	20		
Hausaufgabe Ruhebild Informationen einholen	Die Teilnehmerinnen vertiefen das Gelernte in ihrem Alltag	5	Darauf hinweisen, dass für die nächste Sitzung der Hausaufgabenbogen zur dritten Sitzung (H 2-1) mitzubringen ist	Ruhebild (H 7-1); Informationen einholen (H 7-2)
Blitzlicht		5		
Bewertung der Stunde		5		Zielscheiben (M x); Bewertungspunkte

Ziele

- Die Teilnehmerinnen erweitern ihre Fähigkeit zum Entspannen durch Erarbeitung einer Ruheszene
- Die Teilnehmerinnen überprüfen, ob sie sich verständlich und klar ausdrücken und üben, nachzufragen und Informationen einzuholen

Ablauf

Besprechen der Hausaufgabe

Zunächst berichten die Teilnehmerinnen von den Bereichen, in denen sie die Konsistenz steigern wollen. Ihre Planungen und Ideen, wie sie dies umsetzen können, werden besprochen. Hilfreiche Ideen werden an einer Wandzeitung gesammelt.

Anschließend werden die Erfahrungen mit dem Entspannungstraining besprochen.

Ruheszene

Um in der Lage zu sein, jederzeit ohne längeres Entspannungstraining allein auf kognitivem Wege die Entspannungsreaktion auszulösen, erarbeitet jede Teilnehmerin anschließend eine individuelle Ruheszene. Es sollte sich hierbei um die Situation handeln, in der jede sich am besten entspannen kann. Dabei kann sowohl eine Situation imaginiert werden als auch an Situationen angeknüpft werden, die die Teilnehmerin bereits erlebt hat. Wichtig ist allein, dass es sich um eine konkrete Situation handelt, die jederzeit abrufbar ist.
Dabei sollte folgendes beachtet werden:

- Die Teilnehmerin sollte in der Szene allein sein; Szenen mit anderen Personen sind eher störanfällig.
- Es sollte in der Szene ruhig sein, mit leisen, regelmäßigen Geräuschen wie Wellengang, leises Blätterrauschen, Meditationsmusik oder auch gleichmäßiges Verkehrsgeräusch in weiter Entfernung. Auf keinen Fall sollte es sich um völlig stille Szenen wie in einer schalltoten Kammer handeln.
- Es sollte sich um eine Situation handeln, in der plötzliche Unterbrechungen, Geräusche (z.B. Telefon) oder abrupte Helligkeitsveränderungen unwahrscheinlich sind.
- Die Person sollte sich in der Szene unangestrengt akustisch und/oder optisch auf etwas konzentrieren können.
- Die Szene sollte in der Ich-Form formuliert sein.

Beispiele für Ruheszenen sind:

- Ich sitze an einem kleinen Bergsee unter einem Baum, die Sonne scheint durch die Zweige und ich beobachte, wie eine Entenmutter ihre Jungen über den See führt.
- Ich liege an einem Sommertag im Garten in der Hängematte zwischen zwei Kirschbäumen; in der Ferne höre ich einen Kuckuck.
- Ich sitze am Strand und schaue in den Sonnenuntergang; es ist noch warm vom Tag und ich habe den salzigen Geschmack des Meeres auf den Lippen.
- Es ist Nacht, der Vollmond scheint auf die gegenüberliegenden schneebedeckten Hänge; ich sitze am Fenster der Berghütte, hinter mir knistert leise das Kaminfeuer.

Anschließend wird noch einmal das Weitzman-Entspannungstraining durchgeführt. Nach der letzten Instruktion wird die zusätzliche Instruktion eingeführt: „Und nun stellen Sie sich bitte Ihre Ruheszene vor". Etwa nach einer Minute erfolgt dann die Instruktion zur Beendigung der Entspannung.

Im anschließenden Erfahrungsaustausch wird geklärt, ob die gewählten Ruhebilder geeignet erscheinen; ggf. sollten Modifikationen überlegt werden. Zudem besprechen die Teilnehmerinnen ihre Erfahrungen mit der Entspannung: Hat sich etwas verändert im Vergleich zur letzten Sitzung? Fiel es ihnen leichter zu entspannen? Sie werden noch einmal motiviert, die Entspannungsübungen weiterzuführen.

Kontrollierter Dialog

Das Ziel dieser Übung ist, dass die Teilnehmerinnen lernen, genau zuzuhören und sich präzise auszudrücken. Beides ist notwendig, um Personen und Situationen richtig verstehen zu können und Missverständnisse zu vermeiden. Im kontrollierten Dialog wird über ein kontroverses Thema diskutiert – aber so, dass die Gesprächspartnerin ihr jeweiliges Argument erst sagen darf, wenn sie das Argument der Gesprächspartnerin richtig wiederholt hat.

Nachdem die Trainerinnen die Übung erklärt haben, verteilen sich die Teilnehmerinnen paarweise im Raum. Sie entscheiden, über welches Thema sie diskutieren wollen und wer welchen Standpunkt vertritt. Etwa 1–2 Minuten überlegt sich jede, welche Argumente in der von ihr eingenommenen Position stichhaltig sein können. Dann beginnt eine der beiden mit ihrem ersten Argument. Die andere hört zu und gibt das wieder, was sie verstanden hat. Ist die Wiedergabe richtig, wird sie von der ersten bestätigt, und die zweite bringt ihr Argument vor. Dieses muss wiederum von der ersten wiederholt und von der zweiten bestätigt werden, bevor die erste ihr nächstes Argument vorbringt.

Wird eine Teilnehmerin falsch oder unvollständig wiedergegeben, so korrigiert sie die Partnerin. Diese hört zu und gibt erneut das wieder, was sie verstanden hat. Die erste korrigiert diese Äußerung erneut und so lange, bis sie das Gefühl hat, richtig verstanden worden zu sein. Dann erläutert die andere ihr Gegenargument. Nun hört die erste Teilnehmerin zu und gibt danach das Verstandene wieder und so fort.

Ggf. empfiehlt es sich, dass nicht Paare gebildet werden sondern Dreier-Gruppen. In diesen kann eine Teilnehmerin jeweils die Gruppe der Beobachterin einnehmen, die in der anschließenden Besprechung mit einbringen kann, was sie wahrgenommen hat.

Besonders geeignet für den kontrollierten Dialog sind Themen, die kontrovers diskutiert werden können. Die folgenden Beispiele sind als Anregung gedacht:

- Soll man besser ans Meer oder in die Berge reisen?
- Welches ist das bessere Haustier: ein Hund oder eine Katze?
- Was wird bevorzugt: Urlaub im Wohnwagen oder in der Pension?
- Sollen Sportschützen ihre Waffen zu Hause lagern dürfen?
- Sollen Raucher höhere Krankenkassenbeiträge zahlen?
- Soll die Frau bei der Heirat den Namen des Mannes annehmen?

Im anschließenden Plenum wird besprochen, was den Teilnehmerinnen aufgefallen ist: Was fiel ihnen leicht? Womit hatten sie Schwierigkeiten? Was davon können sie in ihren Alltag übernehmen?

Rollenspiele: Informationen einholen

Die Teilnehmerinnen üben im Rollenspiel, Informationen zu einem bestimmten Thema einzuholen. Sich zu informieren dient dazu, die Verstehbarkeit in einer Situation zu erhöhen. Ziel der Übung ist, dass die Teilnehmerinnen so lange nachfragen, bis sie die gewünschte Information erhalten und verstanden haben.

Die Teilnehmerinnen bilden für das Rollenspiel Kleingruppen von drei bis vier Personen. Eine Teilnehmerin informiert sich, eine andere gibt Auskunft und ein oder zwei Teilnehmerinnen beobachten. Diejenige, die Auskunft gibt, sollte ein Thema wählen, in dem sie sich wirklich gut auskennt.
Mögliche Themen können sein:

- Regeln beim Fußball
- Einen gedeckten Apfelkuchen backen
- Was ist beim Chartern eines Segelbootes zu beachten?
- Bergtouren durch die Alpen
- Eine elektrische Eisenbahnanlage aufbauen

Die Teilnehmerin, die sich informieren möchte, sollte sich 2–3 Minuten Zeit nehmen, um einige Fragen zu formulieren und aufzuschreiben. Dann beginnt sie das Rollenspiel, indem sie ihre Fragen stellt.

Im Anschluss an das Rollenspiel kommen alle Teilnehmerinnen wieder zusammen und tauschen ihre Erfahrungen aus: Was war hilfreich, um die Fragen zu stellen und Informationen zu sammeln? Gab es etwas, was sie aus dem Kontrollierten Dialog übernehmen konnten? Welche Schwierigkeiten hatten sie beim Rollenspiel?

Hausaufgabe

Mein Ruhebild
Die Teilnehmerinnen beschäftigen sich noch einmal mit dem in der Sitzung erarbeiteten Ruhebild, in dem sie es malen, als Foto darstellen oder beschreiben (H 7-1) – ganz nach ihren persönlichen Präferenzen. Eventuell sind auch Modifikationen notwendig, die jetzt in die Szene eingebaut werden können.

Informationen einholen
Die Teilnehmerinnen erhöhen ihre Verstehbarkeit, indem sie sich zu einem bestimmten Thema informieren. Jede Teilnehmerin entscheidet sich für ein Thema, das sie entweder frei oder aus den vorgegebenen Themen wählen kann. Dieses Thema wird bereits in der Sitzung auf dem Hausaufgabenbogen (H 7-2) festgehalten.
Mögliche Themen bzw. Bereiche können sein:

- sich nach einem neuen Handytarif erkundigen;
- sich darüber informieren, wo und wie man einen Hund kaufen kann;

- sich über die Angebote von Selbsthilfegruppen informieren.

Mitbringen des Hausaufgabenbogens H 2-1
Die Teilnehmerinnen werden gebeten, ihren Hausaufgabenbogen zu Aufgaben, Belastungen und Ressourcen aus der zweiten Sitzung (H 2-1) zur nächsten Sitzung wieder mitzubringen.

Blitzlicht

Bewertung der Stunde

10 Achte Sitzung: Handhabbarkeit kennen lernen

Ablauf	Ziele	Zeit	Trainerinnen-Verhalten	Materialien
Besprechen der Hausaufgabe Ruhebild geeignet? Informationen einholen	Die Ruhebilder werden auf ihre Brauchbarkeit überprüft, ggf. werden Alternativen erarbeitet Die Teilnehmer besprechen, wie gut sie Informationen einholen können	15		Wandzeitung
Theorie: Handhabbarkeit	Die Teilnehmer lernen den Zusammenhang zwischen Handhabbarkeit und Belastungsbalance kennen.	10		Ggf. Folie 13, 14, 23
Ressourcen-Waage	Die Teilnehmer erweitern ihre Möglichkeiten, Belastungsbalance herzustellen	35		Hausaufgabenbogen zur dritten Sitzung (H 2-1); große Papierblätter, Stifte; Wandzeitung
Verhaltenstraining: Selbstsicheres Auftreten	Die Teilnehmer lernen die Kriterien selbstsicheren Verhaltens kennen Sie üben in Rollenspielen selbstsicheres Auftreten	45	Unterschiedliche Verhaltensweisen im Demonstrationsrollenspiel pointiert darstellen	Anleitung Selbstsicheres Auftreten (M 8-1); Wandzeitung
Hausaufgabe Selbstsicheres Auftreten Text zur Handhabbarkeit erneut lesen	Die Teilnehmer trainieren selbstsicheres Auftreten in Realsituationen	5		Selbstsicheres Auftreten (H 8-1); Handout Kohärenzgefühl (M 3-1)
Blitzlicht		5		
Bewertung der Stunde		5		Zielscheiben (M x); Bewertungspunkte

Ziele

- Verstehen des Zusammenhangs von Handhabbarkeit und Belastungsbalance
- Die Teilnehmer erkennen die Bereiche, in denen sie sich überfordert oder unterfordert fühlen. Sie lernen Möglichkeiten kennen, um eine Belastungsbalance zu erzielen.
- Sie lernen, selbstsicher aufzutreten.

Ablauf

Besprechen der Hausaufgabe

Die Teilnehmer tauschen aus, inwieweit es ihnen gelungen ist, mithilfe der Ruhebilder zu entspannen. Wenn sich einzelne Ruhebilder als nicht günstig erwiesen haben, wird versucht zu klären, warum das Bild als Ruhebild nicht geeignet war und es wird eine Alternative gesucht.

Zur Besprechung der Erfahrungen mit der Übung ‚Informationen einholen' bilden die Teilnehmer Paare: Jeder erläutert dem anderen, welche Informationen er eingeholt hat und was er jetzt weiß. Im abschließenden Gespräch wird zusammengetragen, welche Erfahrungen die Teilnehmer gemacht haben, was geklappt hat und was noch nicht so gut. Für Letzteres sollte jetzt versucht werden, Lösungsmöglichkeiten zu finden. Die Trainer sollten auch darauf achten, ob sie typische Fehler oder Defizite erkennen und auf diese aufmerksam machen.

Theorie: Handhabbarkeit

Anhand der Materialien (M 3-1) erläutern die Trainer noch einmal die Teilkomponente ‚Handhabbarkeit' des Kohärenzgefühls. Sie verdeutlichen den Zusammenhang von Handhabbarkeit und Belastungsbalance: Um das Gefühl zu haben, dass ich meinen Aufgaben gewachsen bin und mit dem Leben schon klar komme, muss ich Handlungsmöglichkeiten, Fertigkeiten und Fähigkeiten haben, die geeignet sind, den Anforderungen zu begegnen. Darüber hinaus bedeutet Belastungsbalance auch, dass eine Balance zwischen Anforderungen und Entspannung besteht.

Ein Ungleichgewicht in der Belastungsbalance kann natürlich auch dadurch entstehen, dass jemand über längere Zeit oder dauerhaft unterfordert ist. Wenn man z.B. ständig langweilige Routinetätigkeiten ausüben muss, wenn einem alles von besorgten Eltern oder einem Partner abgenommen wird oder wenn man nicht weiß, wie man seine Tage irgendwie sinnvoll, interessant oder abwechslungsreich gestalten kann, führt dies ebenso zu einem Ungleichgewicht und letztlich zu dem Gefühl mangelnder Handhabbarkeit, da man die eigenen Fähigkeiten überhaupt nicht erproben und überprüfen kann. Bei der Entwicklung des Trainings schien es uns allerdings unwahrscheinlich zu sein, dass sehr viele Teilnehmer in einer solchen Unterforderungssituation leben und wir haben uns daher entschlossen, keine spezifische Übung zu diesem Thema zu konzipieren. Die Trainer sollten jedoch darauf achten, ob sich in der Gruppe Personen befinden, die häufig oder dauernd unterfordert sind und die deshalb kein geeignetes Gefühl der Handhabbarkeit entwickeln können. Dies sollte unbedingt thematisiert werden!

Der Schwerpunkt in dieser Sitzung wurde darauf gelegt, die Handlungsmöglichkeiten der Teilnehmer zu erweitern.

Meine Ressourcen-Waage

Ausgangspunkt ist der Hausaufgabenbogen zur dritten Sitzung, in dem die Teilnehmer ihre Belastungen und Ressourcen notiert hatten. Diese werden jetzt auf die Waage gelegt.

Jeder Teilnehmer erhält einen großen Papierbogen und malt darauf eine Waage mit zwei Waagschalen. Er gewichtet seine Belastungen auf einer Seite der Waage, auf der anderen Seite der Waage sammelt er seine Ressourcen und gewichtet diese ebenfalls. Je nachdem wie schwer die Belastungen bzw. Ressourcen insgesamt wiegen, ist die Waage in Balance oder im Ungleichgewicht.

In der anschließenden Diskussion wird besprochen, wie sehr die jeweiligen Waagen im Gleichgewicht bzw. in einer Schieflage liegen: Wiegen die Ressourcen die Belastungen auf? Können einige der Belastungen bei näherem Hinsehen reduziert werden?

In einem Brainstorming werden Ideen gesammelt, mit Hilfe welcher Strategien und Verhaltensweisen die Teilnehmer eine Belastungsbalance herstellen können. Diese werden auf einer Wandzeitung festgehalten.

Wichtige Strategien sind:

- Aufgaben delegieren
- Störungen stoppen
- Andere um Hilfe bitten
- Pausen machen, sich entspannen
- Sich etwas Gutes gönnen
- Wissens- und Informationsdefizite auffüllen
- Aufgabenbereich klar definieren und gegenüber unberechtigten Forderungen und Übergriffen vertreten

Verhaltenstraining: Selbstsicheres Auftreten

Viele der gesammelten Strategien zur Reduzierung von Belastungen erfordern, dass man sich in sozialen Situationen selbstsicher verhält, seine Wünsche klar äußert, Forderungen stellt wo es nötig ist und auch, Bitten und Forderungen abzulehnen, wenn sie die eigenen Kapazitäten übersteigen.

Bereits in der vierten Sitzung war das Äußern von Gefühlen geübt worden. Der Schwerpunkt lag damals darauf überhaupt herauszufinden, welche Bedürfnisse und Wünsche die Teilnehmer haben und mit welchen inneren Gedanken diese verbunden sind. In dieser Sitzung soll es nun darum gehen zu üben, wie Wünsche und Forderungen auf der Verhaltensebene möglichst Erfolg versprechend geäußert werden können.

Die Trainer spielen zur Demonstration jeweils ein typisches Beispiel der drei Forderungsmodi „selbstunsicher", „aggressiv", „selbstsicher" vor. Beispiele für Standardsituationen sind:

- Ein Hausbewohner macht nachts regelmäßig laute Musik.
- Im Zug sitzt jemand auf einem von mir reservierten Platz.
- Eine Freundin ruft an, sie hat ein Problem; wir hatten gerade mit dem Abendessen begonnen.
- Mein Arzt hat mir die Untersuchungsergebnisse mit medizinischen Fachbegriffen erklärt. Ich habe kaum etwas davon verstanden.
- Die Tochter ruft an, ob ich auf den Enkel aufpassen kann; ich habe aber schon etwas anderes vor.
- Der Vertreter meiner Krankenversicherung ruft zum dritten Mal an, um einen Zusatzvertrag mit mir abzuschließen.
- Ich fahre eine Woche weg und bitte die Nachbarin, meine Blumen zu gießen.

Die Teilnehmer arbeiten die Bestimmungsstücke selbstunsicheren, aggressiven und selbstsicheren Verhaltens heraus, die Trainer halten diese auf einer Wandzeitung fest und ergänzen Aspekte, die nicht aus der Gruppe kommen. Die Kriterien, die genannt werden sollten, sind in Tabelle 3 dargestellt. Die Tabelle wird anschließend als Handout (M 8-1) verteilt.

Sind die Demonstrationsrollenspiele hinreichend besprochen, werden Rollenspiele zu Forderungssituationen, die die Teilnehmer als schwierig erleben, durchgeführt; evtl. kann auf Situationen des Hausaufgabenbogens zur fünften Sitzung zurückgegriffen werden. Es sollten Kleingruppen gebildet werden, in denen mindestens eine Person die Rolle eines Beobachters übernimmt. Die Beobachter der Rollenspiele konzentrieren sich vor allem darauf,

- ob die Äußerungen der Forderungen selbstsicher waren,
- ob der Fordernde insgesamt selbstsicher gewirkt hat, ob verbales und nonverbales Verhalten übereinstimmten,
- was noch zu verbessern ist, um legitime Ansprüche erfolgreich durchzusetzen.

Tabelle 3: Kriterien für selbstunsicheres, aggressives und selbstsicheres Verhalten

Selbstunsicheres Verhalten	Aggressives Verhalten	Selbstsicheres Verhalten
Leise, zaghafte Stimme	Brüllende, unkontrollierte Stimme	Klare, deutliche Stimme
Unklare, vage Formulierungen	Drohende Formulierungen	Bestimmte, sachliche Formulierung
Überflüssige Erklärungen	Keine Erklärungen	Kurze eindeutige Begründung
Lange Entschuldigungen	Beleidigende Formulierungen	
Voreiliges Nachgeben	Keine Kompromissbereitschaft	Kompromissbereitschaft
Kein Blickkontakt	Drohgebärden	Offener Blickkontakt
Verleugnung eigener Rechte	Verletzung der Rechte anderer	Berücksichtigung der Rechte des Gegenüber

Die Eindrücke und Empfindungen der Gruppenmitglieder werden anschließend besprochen. Falls es sich als sinnvoll erweist, z.B. weil der Protagonist das gewünschte Auftreten noch nicht realisieren konnte, wird das Rollenspiel wiederholt. Im Anschluss an die Rollenspiele findet noch eine Auswertungsrunde in der Großgruppe statt. Die Trainer achten vor allem auf die konkreten Rückmeldungen.

In manchen Gruppen ergibt sich als ein sehr wichtiger Diskussionspunkt, wann oder inwieweit Forderungen oder ihre Ablehnung berechtigt sind. Die Trainer sollten hier durchaus Zeit für einen ausführlichen Austausch geben, damit die Übertragung selbstsicheren Verhaltens in den Alltag leichter fällt. Eine abschließende Erörterung dieses Themas wird jedoch innerhalb des Trainings kaum zu leisten sein, da die Berechtigung von Ansprüchen letztlich nur in jedem Einzelfall geprüft werden kann. Eine mögliche Orientierung mag der Satz sein: Meine Freiheit endet da, wo die der anderen bedroht und/oder beschnitten wird.

Hausaufgabe

Die Teilnehmerinnen üben in der folgenden Woche in realen Situationen selbstsicheres Verhalten und analysieren dieses auf den drei Verhaltensebenen (H 8-1).

Erneutes Lesen der Abschnitte zur ‚Handhabbarkeit' im Handout ‚Kohärenzgefühl' (M 3-1).

Blitzlicht

Bewertung der Stunde

11 Neunte Sitzung: Handhabbarkeit fördern

Ablauf	Ziele	Zeit	Trainerinnen-Verhalten	Materialien
Besprechen der Hausaufgabe Fragen zu Handhabbarkeit Selbstsicheres Verhalten	Lösungsmöglichkeiten für Schwierigkeiten beim selbstsicheren Verhalten werden von den Teilnehmerinnen entwickelt	20	Verhalten auf allen drei Ebenen erfragen und die Zusammenhänge zwischen den Ebenen verdeutlichen	Wandzeitung
Rollenspiele: Selbstsicheres Verhalten	Die Teilnehmerinnen üben selbstsicheres Verhalten an schwierigen eigenen Situationen	40		
Legitimierte Andere	Die Teilnehmerinnen verstehen das Konzept der Legitimierten Anderen Sie lernen, ihr soziales Netz zu nutzen, um Belastungsbalance herzustellen	40		Papier, bunte Stifte; Wandzeitung
Hausaufgabe Selbstsicheres Verhalten Trainingserfolg Gesundheitsmotto	Die Teilnehmerinnen üben das selbstsichere Verhalten in Realsituationen	5	Hausaufgabe erläutern	Selbstsicheres Verhalten(H 9-1); Trainingserfolg (H 9-2)
Blitzlicht		10		
Bewertung der Stunde		5		Zielscheiben (M x); Bewertungspunkte

Ziele

- Die Teilnehmerinnen vertiefen ihre Möglichkeiten, um eine Belastungsbalance zu erzielen.

Ablauf

Besprechen der Hausaufgabe

Eventuelle Fragen zum Handout ‚Handhabbarkeit' werden geklärt.

Die auf dem Hausaufgabenbogen notierten Erfahrungen der vergangenen Woche werden besprochen, die Trainerinnen tragen die Verhaltensketten auf einer Wandzeitung auf. Schwierigkeiten bei der Umsetzung selbstsicheren Verhaltens werden diskutiert und gemeinsam wird nach Lösungsmöglichkeiten gesucht. Wichtige Ergebnisse werden ebenfalls auf einer Wandzeitung notiert. Mögliche Leitfragen für die Besprechung sind:

- Was war hilfreich, um „nein" zu sagen?
- Wie haben andere Menschen darauf reagiert?
- War die Durchsetzung bzw. Ablehnung von Forderungen hilfreich, um Belastungsbalance zu schaffen?

Rollenspiele: Selbstsicheres Verhalten

Zur Vertiefung selbstsicheren Verhaltens werden weitere Rollenspiele durchgeführt; als Übungssituationen sollen möglichst solche genommen werden, bei denen die Teilnehmerinnen in der vorigen Woche noch Probleme hatten. Damit mehr Teilnehmerinnen üben können, empfiehlt es sich, die Gruppe mit je einer Trainerin in zwei Gruppen aufzuteilen.

Das Netz erweitern: Legitimierte Andere

Bereits in der dritten Sitzung haben die Teilnehmerinnen das Konzept der „Legitimierten Anderen" kennen gelernt. Legitimierte Andere sind Personen, die entscheidenden Anteil daran haben können, wie stark das Gefühl der Handhabbarkeit ausgeprägt ist: Je mehr Menschen es gibt, denen ich vertraue, die mich entlasten, die Aufgaben übernehmen, wenn ich es nicht schaffe, von denen ich weiß, dass sie in meinem Sinne handeln, umso mehr kann sich bei mir das sichere Gefühl einstellen, dass ich mit den Problemen und Aufgaben, die sich mir stellen, schon fertig werden kann. Die Trainerinnen wiederholen die entsprechenden Inhalte aus der dritten Sitzung (vgl. M 3-1) und verdeutlichen noch einmal, inwieweit legitimierte Andere eine Ressource darstellen können. Es kann an dieser Stelle auch hilfreich sein, noch einmal auf die Ressourcen Bezug nehmen, die in der zweiten Sitzung herausgearbeitet wurden.

Nach der theoretischen Einführung beschäftigen sich die Teilnehmerinnen mit folgenden Fragen:

- Wer sind meine legitimierten Anderen?
- Für welchen Bereich sind sie zuständig, welchen Bereich übernehmen sie und in welchen Situationen tun sie dies?

Zur Beantwortung dieser Fragen zeichnen die Teilnehmerinnen ihr soziales Netz auf. Sie führen möglichst alle Menschen auf, mit denen sie zu tun haben. Je nachdem wie häufig sie Kontakt haben, wie wichtig sie ihnen sind und wie viel Unterstützung sie von diesen Menschen bekommen, stehen diese näher zur Person der Teilnehmerin oder weiter entfernt. Außerdem notieren die Teilnehmerinnen jeweils die Bereiche, in denen sie von diesen Menschen Unterstützung erhalten.

Anschließend überlegen die Teilnehmerinnen, ob sie noch Aufgaben delegieren könnten, um mögliche Überforderungen abzubauen und zu wem sie den Kontakt intensivieren möchten. Leitfragen sind:

- Welche Aufgaben- und Verantwortungsbereiche möchte ich delegieren und an wen?
- Gibt es Personen, zu denen ich den Kontakt intensivieren möchte? Welche Erleichterungen oder Hilfen erhoffe ich mir dadurch?

Die Trainerinnen sollten die Fragen auf eine Tafel oder Wandzeitung schreiben. Ob sie alle vier Fragen gleichzeitig aufschreiben oder nach den ersten beiden Fragen eine Pause zum Gruppengespräch einlegen, sollte im Einzelfall entschieden werden. In jedem Fall muss ausreichend Zeit eingeplant werden, in der die Teilnehmerinnen über ihre Erkenntnisse bei der Übung sprechen und sich austauschen können.

Da sich erfahrungsgemäß während des Zeichnens das Netz ausweitet, sollten ausreichend große Papierbogen zur Verfügung gestellt werden.

Hausaufgabe

Sich selbstsicher verhalten
Die Teilnehmerinnen üben noch einmal selbstsicheres Verhalten und analysieren es auf den drei Verhaltensebenen (H 9-1).

Trainingserfolg und Gesundheitsmotto
Der Hausaufgabenbogen zum Trainingserfolg und zum persönlichen Gesundheitsmotto (H 9-2) wird ausgefüllt. Die Teilnehmerinnen überlegen sich einen Spruch, einen Satz, ein Sprichwort oder eine Floskel, die ihnen als persönliches Gesundheitsmotto dienen kann. Die Trainerinnen können ggf. einige Beispiele nennen:

- Meine Gesundheit geht vor.
- Lieber sich gesund schimpfen als krank heulen.
- In der Ruhe liegt die Kraft.

Blitzlicht

Bewertung der Stunde

12 Zehnte Sitzung: Rückblick und Abschluss – Bilanz und Ahoi!

Ablauf	Ziele	Zeit	Trainerinnen-Verhalten	Materialien
Besprechen der Hausaufgabe Selbstsicheres Auftreten	Die Umsetzung selbstsicheren Verhaltens wird selbstverständlicher	15		
Trainingserfolg, Resümee	Die Teilnehmer ziehen Bilanz, welche Ziele sie erreicht haben Sie entwickeln ein persönliches Gesundheitsmotto	40		Wandzeitung zu Zielen aus der ersten Sitzung; neue Wandzeitung
„Pack die Badehose ein"	Die Teilnehmer vergegenwärtigen ihre Ressourcen Sie machen sich klar, welche Fähigkeiten und Fertigkeiten sie im Alltag übernehmen und ausbauen wollen	50		Große Papierblätter; Bunte Stifte; Malkreiden
Blitzlicht		10		
Bewertung der Stunde		5		Zielscheiben (M x); Bewertungspunkte

Ziele

- Die Teilnehmer ziehen Bilanz, welche Ziele sie mit dem Programm erreicht haben
- Sie planen, was sie davon in ihren Alltag übernehmen können

Ablauf

Besprechen der Hausaufgabe

Anhand der während der Woche aufgezeichneten Verhaltensketten werden noch einmal Erfahrungen mit selbstsicherem Verhalten besprochen.

Resümee über das Programm

Um ein Resümee über das im Training Gelernte zu ziehen, heften die Trainer noch einmal die Wandzeitung aus der ersten Sitzung an, auf der die Teilnehmer ihre Ziele formuliert haben.

- Haben sich die Ziele verändert?
- Was haben sie gelernt?
- Was nehmen sie sich vor?
- Haben die Teilnehmer ein neues Verständnis von Gesundheit gewonnen?

Zudem dient der Hausaufgabenbogen H 3-2 als weitere Grundlage zur Besprechung des Trainingserfolgs. Jeder Teilnehmer sollte sein persönliches Resümee ziehen. Die Dinge, die die Teilnehmer sich zur Förderung ihrer Gesundheit vorgenommen haben und die Gesundheitsmottos werden auf der Wandzeitung notiert.

Pack die Badehose ein

Zum Abschied wird für jeden Teilnehmer ein Bündel geschnürt, das die Ressourcen enthält, die notwendig sind, um im Fluss zu schwimmen, trotz aller Strudel und Strömungen.

Jeder Teilnehmer erhält ein Stück Packpapier oder Tapetenrolle, auf das er seine Badetasche malt. Jeder füllt die Badetasche mit den Utensilien, die ihm helfen, gut durch den Fluss zu schwimmen. Die normalen Flussabschnitte sollten bedacht werden, aber auch Strudel und Turbulenzen. Manchmal kann man den Verlauf des Flusses gut voraussehen, es gibt aber auch Flussabschnitte, in denen schlecht zu erkennen ist, wie der Fluss hinter der Biegung weitergehen wird. Natürlich gibt es auch die Abschnitte, in denen der Fluss gemächlich durch freundliche Landschaften plätschert. Bedacht werden sollte auch, was man in Phasen tun kann, in denen die eigene Kondition nicht so gut ist oder man wenig Lust zum Schwimmen hat.

Am Ende stellt jeder seine Badetasche vor und begründet, warum er sie so gepackt hat. Die anderen Teilnehmer können dann auch noch weitere Utensilien hinzufügen, die sie dem anderen noch mit auf die Reise durch den Fluss geben möchten.

Feste Gummibänder erleichtern den Transport der Badetasche nach Hause.

Bewertung der Stunde

13 Materialien und Handouts

In diesem Kapitel folgen alle Arbeitsmaterialien und Handouts zur Erläuterung der theoretischen Inhalte. Alle Materialien sind zudem im DIN-A-4 Format als PDF-Datei auf der CD vorhanden und können für die Teilnehmerinnen und Teilnehmer ausgedruckt werden.

HEDE Training

Wer ist gesund? Wer ist krank? (M 1-1)

Karin Weber, 23 Jahre alt, wendet sich an einen Schönheitschirurgen, weil ihre Brust zu groß ist – oder besser: weil sie ihre Brüste zu groß findet. Die meisten ihrer Freundinnen, mit denen sie sich getraut hat, über ihr Problem zu reden, finden zwar auch, dass die Brüste etwas zu groß sind, meinen allerdings mehrheitlich, dass Frau Weber dieses Problem zu ernst nehme. Sie habe doch ansonsten eine tolle Figur, um die alle anderen sie beneiden würden – andere Frauen müssten sich mit dicken Oberschenkeln, Hautekzemen oder anderen wirklich entstellenden Schönheitsmängeln abfinden. Solche Ratschläge ihrer Freundinnen, sie solle das Ganze lockerer sehen, können Frau Weber überhaupt nicht helfen. Im Gegenteil: sie fühlt sich unverstanden und zieht sich immer mehr von ihren Freundinnen zurück. Mit Männern hat sie sowieso Probleme, sie traut sich kaum, sich vor einem Mann auszuziehen, weil sie befürchtet, der könne sie wegen ihrer großen und etwas hängenden Brust hässlich finden. In sexuellen Kontakten ist sie dementsprechend gehemmt, was zusätzlich nicht dazu beiträgt, ihre Zurückgezogenheit, ihre Grübeleien und ihre depressive Stimmungslage zu bessern.

Herr **Wolfram Gräf**, 51 Jahre alt, ist Frührentner. Mit 14 Jahren hatte er eine Lehre als Schlosser bei der Ruhrkohle AG begonnen und von da an bis zu seinem vierundvierzigsten Lebensjahr ununterbrochen als Schlosser gearbeitet. In den letzten Jahren war er zunehmend weniger in der Lage, schwere Lasten zu heben, und er hatte häufig Schmerzen im rechten Arm; der Arzt diagnostizierte Verschleiß, und nach einem Bandscheibenvorfall mit anschließender Operation wurde Herr Gräf in den vorläufigen Ruhestand geschickt. Die Rente war wohl auch deshalb sehr leicht zu erreichen, weil die Ruhrkohle AG Stellen abbaute. Seit Herr Gräf nicht mehr arbeitet, hat er kontinuierlich zugenommen; aktuell wiegt er 152 Kilo, was bei seiner Körpergröße von 179 cm ein massives Übergewicht bedeutet. Herr Gräf sieht ein, dass er zu dick geworden ist, ihn stört auch, dass er sich immer schlechter bewegen kann und kurzatmig geworden ist. Andererseits isst er gern, trinkt gern sein Bierchen mit den Nachbarn und bewegt sich zu wenig: Spazieren gehen mit der Frau findet er langweilig, im Schwimmbad möchte er seinen Bauch nicht zeigen, zum Radfahren und Joggen fehlt ihm die Puste. Sein Hausarzt, zu dem er regelmäßig geht, mahnt ihn immer wieder, abzunehmen – muss aber andererseits zugeben, dass der Blutdruck im Normbereich liegt, die Leberwerte und auch die Blutstoffwerte nur sehr leicht erhöht sind und sich die Wirbelsäulenbeschwerden in den letzten Jahren nicht wesentlich verstärkt haben.

HEDE Training

Salutogenese und HEDE-Kontinuum (M 1-2)

Was bedeutet das Wort „Salutogenese"?

Das Wort „Salutogenese" hat einen lateinischen Wortstamm: Salus ist die Gesundheit, Genese bedeutet die Entwicklung: Salutogenese bedeutet also die Entwicklung von Gesundheit.

Das Wort wurde von dem amerikanisch-israelischen Soziologen Aaron Antonovsky als Gegenbegriff zu dem bekannten Begriff der „Pathogenese" geprägt. Pathos ist das griechische Wort für Krankheit, Genese steht wiederum für die Entwicklung. Pathogenese bedeutet somit die Entwicklung von Krankheiten.

In der Medizin und Rehabilitation herrscht die Sichtweise der Pathogenese vor, d.h. es werden die Prozesse erforscht und untersucht, die zu Krankheiten führen. Das Konzept der Salutogenese führt hier eine gänzlich andere Perspektive ein, denn es erforscht und untersucht die Prozesse, die Menschen gesund erhalten und die die Gesundheit fördern.

Der erste wichtige Unterschied zwischen dem salutogenetischen und dem herkömmlichen pathogenetischen Modell ist somit, dass Salutogenese vor allem danach fragt, was Menschen gesund erhält und die Schutzfaktoren für die Gesundheit betrachtet, wohingegen Pathogenese sich auf die krankmachenden Prozesse konzentriert und auf die Faktoren, die das Risiko von Erkrankungen erhöhen.

Spielen Krankheiten im salutogenetischen Modell keine Rolle?

Obwohl sich das salutogenetische Modell primär auf die Faktoren konzentriert, die die Gesundheit erhalten und fördern, werden Krankheiten darin keineswegs ausgeblendet. Allerdings ist auch hier die Sichtweise anders als im pathogenetischen Modell: Das pathogenetische Modell geht davon aus, dass Menschen normalerweise gesund sind und betrachtet Krankheiten als eine Abweichung von diesem normalen Zustand. Im salutogenetischen Modell dagegen gelten Krankheiten als eine normale Erscheinung im menschlichen Leben. Sie werden nicht als Abweichung von der Normalität betrachtet, sondern als etwas, das natürlicher Bestandteil des Lebens ist und naturgemäß zum Leben gehört.

Aaron Antonovsky beschreibt diese Sichtweise von Krankheiten als natürlichem Bestandteil des Lebens in der Metapher eines Flusses: Der Fluss fließt nicht stetig und gerade, er hat Biegungen und unterschiedliche Fließgeschwindigkeiten, Stromschnellen und Strudel. In einigen Abschnitten weist er Turbulenzen auf, und von den im Fluss schwimmenden Menschen kämpfen einige verzweifelt darum, den Kopf über Wasser zu halten.

Das gängige pathogenetische Denken der Medizin geht davon aus, dass die Menschen, die es nicht schaffen, aus eigener Kraft wieder ans Ufer zu kommen, von Lebensrettungsspezialisten herausgezogen und vor dem Ertrinken gerettet werden müssen. Diesem Denken zu Folge gibt es somit zwei Gruppen von Menschen: Die im Fluss und diejenigen, die in der überwiegenden Zeit ihres Lebens trockenen Fußes den Verlauf des Flusses abschreiten und sich nur in Ausnahmefällen die Füße nass machen. Diese Annahme der zwei Gruppen von Menschen – also der Gesunden am trockenen Ufer und der um das Überleben Kämpfenden im Fluss – teilt das salutogenetische Konzept nicht. Es geht vielmehr davon aus, dass Krankheiten, Leiden, Schmerzen und Tod zum Leben gehören, dass sie Bestandteile menschlicher Existenz sind. Um es noch einmal in der Metapher zu sagen: Wir alle sind vom Zeitpunkt der Empfängnis bis zu dem, an dem wir die Kante des Wasserfalls passieren und sterben, in dem Fluss. Niemand geht trockenen Fußes am Ufer entlang und macht sich nur in seltenen Ausnahmefällen die Füße nass.

Was ist das HEDE-Kontinuum?

Ein dritter wichtiger Unterschied zwischen dem salutogenetischen und pathogenetischen Modell besteht darin, wie das Verhältnis von Gesundheit und Krankheit zueinander gesehen werden. Im pathogenetischen Modell ist man entweder gesund oder krank – so wie ein Schalter entweder auf ‚ein' steht oder auf ‚aus'. Das salutogenetische Modell hingegen betrachtet Gesundheit und Krankheit nicht als zwei getrennte Kategorien sondern als Pole eines Kontinuums. Menschen sind nicht gesund oder krank, sondern sie befinden sich auf diesem Kontinuum zwischen gesund und krank – und ihre Position kann sich im Verlauf des Lebens ständig verändern. Niemand ist jemals vollständig gesund – aber auch niemals völlig krank. Jeder Mensch ist, solange er lebt, in gewissem Ausmaß gesund.

Das Gesundheits-Krankheits-Kontinuum heißt im englischen Original HEDE-Kontinuum. Dies ist die Abkürzung eines Wortspiels, mit dem Antonovsky die Pole des Kontinuums bezeichnet hat:

HE steht für **h**ealth **e**ase, also Gesundheit und Wohlergehen,
DE für **d**is-**e**ase, was man am besten mit Ent-Gesundung übersetzen kann.

Da es in der deutschen Sprache schwieriger ist, eine griffige Abkürzung für das Gesundheits-Krankheits-Kontinuum zu finden, hat sich auch bei uns der Begriff HEDE-Kontinuum eingebürgert.

Wichtig ist folgendes: Das HEDE-Kontinuum ist mehrdimensional. Die Position auf dem HEDE-Kontinuum ergibt sich nicht aufgrund eines einzigen Kriteriums, sondern es sind verschiedene Dimensionen, die den Gesundheitsstatus einer Person beeinflussen und bestimmen. Je nach der Person - ihrem Alter, Geschlecht, einer eventuellen Grunderkrankung oder Behinderung – können unterschiedliche Kriterien zur Bestimmung des Gesundheitsstatus herangezogen werden. Hierzu gehören zunächst objektive Faktoren wie zum Beispiel:

- die Diagnose
- die Prognose
- messbare Funktionseinschränkungen
- abweichende Laborwerte usw.

Diese objektiven Faktoren stellen den *Befund* dar, also das, was durch Expertenurteil erhoben und bewertet wird.

Aber nicht allein das Expertenurteil ist für die Bestimmung des Gesundheitsstatus ausschlaggebend, sondern ebenso wichtig ist, wie sich jede einzelne Person selbst beurteilt – ob sie sich schwach fühlt oder kräftig, ob sie Schmerzen hat oder Bewegungseinschränkungen, ob sie sich ausgeglichen fühlt, sich viel oder wenig zutraut, ob sie ihre Aufgaben erledigen kann oder sich auf Hilfe angewiesen fühlt usw. Diese subjektiven Faktoren kennzeichnen das *Befinden* einer Person. Die Dimensionen, auf denen Menschen ihr eigenen subjektives Befinden beurteilen, können stark variieren: Für die einen ist es besonders wichtig, leistungsfähig zu sein, andere bewerten ihren Gesundheitszustand vor allem daran, ob sie sich wohl fühlen und wieder andere daran, wie viel Schlaf sie brauchen.

Befund und Befinden müssen keineswegs übereinstimmen. Im Gegenteil: Manche Menschen fühlen sich sehr krank, aber ein Befund ist nicht feststellbar. Ebenso gibt es Menschen, denen eine schwerwiegende Krankheit attestiert wird, die sich aber fit fühlen, nicht behindert und psychisch stabil. Selbst wenn man sich in einer oder mehreren Dimensionen nahe am Krankheitspol befindet, kann man in anderen Dimensionen durchaus gesund sein.

Zusammenfassung

Hier noch einmal die drei wichtigsten Punkte der ersten Sitzung des HEDE-Trainings:

- Salutogenese kennzeichnet die Entwicklung der Gesundheit.
- Krankheiten sind ein normaler Bestandteil des Lebens.
- Gesundheit und Krankheit sind Pole eines Kontinuums – man ist nie ausschließlich gesund oder krank.

Die Frage, wie man möglichst gesund durch den Fluss kommt, wird Thema der weiteren Sitzungen des HEDE-Trainings sein.

HEDE Training

Widerstandsressourcen (M 2-1)

Was sind Widerstandsressourcen?

Salutogenetischer Überzeugung zufolge gehören Belastungen und Stress zum Leben dazu. Ein Leben ohne Schwierigkeiten, Aufregungen, Ärger, Sorgen, Krankheiten – sprich: ohne Stromschnellen, in den Fluss ragende Äste und plötzliche Untiefen – gibt es nicht. Der Fluss hat einen wechselvollen Verlauf, und Menschen müssen sich immer wieder an seine Veränderungen anpassen. Sie kommen nicht „einfach so“ gesund durch den Fluss, sondern sie müssen Anstrengungen unternehmen, um den Kopf über Wasser zu halten. Natürlich gibt es Flussabschnitte, in denen das Schwimmen nur wenig Mühe erfordert, in denen der Fluss ruhig dahin plätschert. Aber selbst da dürfen die Bewegungen nicht völlig eingestellt werden. Um das Untergehen zu vermeiden, muss man sich an die Veränderungen des Flusslaufs anpassen, Hindernisse beseitigen und schwierige, manchmal unvorhersehbare und unbekannte Situationen meistern. Man muss somit ständig etwas tun, ständig Energie aufbringen. Menschen - so die Annahme des salutogenetischen Konzepts - bleiben nicht von selbst in einem gleich bleibenden Zustand von Gesundheit, der nur von gelegentlichen Störungen unterbrochen wird, sondern sie sind fortdauernd mit neuen Anforderungen konfrontiert, die Anpassungsleistungen und aktive Bewältigung erfordern.

Die Mittel und Wege zur Bewältigung von Anforderungen und Stress werden im salutogenetischen Konzept Widerstandsressourcen genannt. Je mehr Widerstandsressourcen einer Person zur Verfügung stehen, desto weniger kann der Stress der Gesundheit schaden, weil diese Person immer wieder die Erfahrung macht, dass sie den Stress meistern kann und ihm nicht hilflos ausgeliefert ist.

Wo sind Widerstandsressourcen zu finden?

Widerstandsressourcen sind sowohl im Individuum als auch in dessen Umfeld und in der Gesellschaft zu finden. Anders ausgedrückt: Sowohl die Bedingungen des Flusses als auch die individuellen Schwimmfertigkeiten entscheiden darüber, wie unversehrt jemand die Schwimmstrecke bewältigt.

Zu den *gesellschaftlichen Widerstandsressourcen* werden politischer und sozialer Frieden, eine ökonomische Grundsicherung, das Gesundheits- und Sozialwesen eines Staates und Ähnliches gerechnet – also all die Bedingungen des Flussbetts, die das Schwimmen für alle erleichtern. Auf diese Faktoren haben die meisten Menschen individuell wenig Einfluss.

Für die einzelnen sind jedoch die *individuellen Widerstandsressourcen* von entscheidender Bedeutung – und hier besteht auch für jeden Menschen die Möglichkeit der eigenen Einflussnahme. Individuelle Widerstandsressourcen sind zum Beispiel Wissen, Problemlösefähigkeit, Selbstsicherheit, Durchhaltevermögen und Willensstärke, auch Gelassenheit, Kreativität oder Humor. Viele Menschen erleben ihren Glauben als eine wichtige Widerstandsressource, andere schöpfen Kraft aus ihren sozialen Beziehungen, ihren Freunden oder der Familie. Auch was der Entspannung dient, kann als wichtige Widerstandsressource wirken: Hobbys, Urlaub, Zeit für sich selbst zu haben, Spaziergänge in der Natur, der Besuch eines Museums oder ausreichender Schlaf.

HEDE Training

Das Kohärenzgefühl (M 3-1)

Was entscheidet darüber, ob man sich in Richtung auf den gesunden oder kranken Pol hin bewegt?

Die Bewegung auf dem HEDE-Kontinuum wird dem salutogenetischen Modell zufolge entscheidend durch eine Grundüberzeugung beeinflusst, die als *Kohärenzgefühl* bezeichnet wird. Zahlreiche Untersuchungen konnten den Zusammenhang eines hohen Kohärenzgefühls mit einem guten gesundheitlichen Status überzeugend belegen.

Das Kohärenzgefühl ist ein tief sitzendes Gefühl, dass man mit dem Leben schon klarkommt, dass man es schon hinkriegen wird, auch wenn es schwierig wird. Je stärker ausgeprägt diese Überzeugung ist, umso mehr kann sich jemand auf den gesunden Pol des Gesundheits-Krankheits-Kontinuums hin bewegen.

Das Kohärenzgefühl setzt sich aus drei Komponenten zusammen, die Verstehbarkeit, Handhabbarkeit und Bedeutsamkeit genannt werden.

Die wissenschaftliche Definition des Kohärenzgefühls lautet folgendermaßen:

> "Das SOC (Kohärenzgefühl) ist eine globale Orientierung, die ausdrückt, in welchem Ausmaß man ein durchdringendes, andauerndes und dennoch dynamisches Gefühl des Vertrauens hat, dass
> 1. die Stimuli, die sich im Verlauf des Lebens aus der inneren und äußeren Umgebung ergeben, strukturiert, vorhersehbar und erklärbar sind,
> 2. einem die Ressourcen zur Verfügung stehen, um den Anforderungen, die diese Stimuli stellen, zu begegnen;
> 3. die Anforderungen Herausforderungen sind, die Anstrengung und Engagement lohnen".

Etwas einfacher ausgedrückt bedeutet dies:

- *Verstehbarkeit* meint, dass man versteht, was mit einem selbst los ist (= interne Stimuli) als auch, was um einen herum vorgeht (= externe Stimuli). Sowohl die Botschaften des eigenen Körpers als auch die eigenen Gedanken und Gefühle sind einem nicht unverständlich, fremd, Angst machend, sondern man kann sie einordnen, erklären und in gewisser Weise auch voraussehen. Ebenso sind die Informationen aus der Umwelt und von anderen Menschen nicht ein sinnloses Rauschen, ein Chaos, sondern man versteht, was um einen herum passiert und kann es sich erklären. Natürlich passieren Dinge und man kommt in Situationen, in denen man nicht sofort kapiert, was los ist – aber Menschen mit einem hohen Ausmaß an Verstehbarkeit sind auch in solchen zunächst unverständlichen Situationen in der Lage, sich wieder zu orientieren, Informationen einzuholen, Erklärungen zu finden. Menschen mit einem niedrigen Ausmaß an Verstehbarkeit hingegen haben umso mehr Schwierigkeiten, je weniger strukturiert und ungewohnter eine Situation oder ein Erlebnis ist.

- *Handhabbarkeit* bedeutet, dass man Mittel und Wege hat, um die Aufgaben und Anforderungen zu lösen. Handhabbarkeit ist sozusagen der praktische Teil des Kohärenzgefühls: Man weiß, was man tun kann und kennt seine Ressourcen. Und sollte man selbst nicht weiter wissen, so weiß man, wie man sich Unterstützung bei anderen holt. Menschen mit einem hohen Ausmaß an Handhabbarkeit fühlen sich vom Leben und den Ereignissen nicht in eine Opferrolle gedrängt oder ständig benachteiligt. Wenn unangenehme Dinge passieren, sind sie in der Lage, sich darauf einzustellen und neu zu orientieren, statt mit dem Schicksal zu hadern.
- *Bedeutsamkeit* kennzeichnet, dass eine Person das Leben als sinnvoll empfindet und dass es Menschen, Dinge und Lebensbereiche gibt, die ihr wichtig sind und für die es sich lohnt, sich anzustrengen. Bedeutsamkeit ist der wichtigste Teilaspekt des Kohärenzgefühls, denn wenn es nichts gibt, was einem wichtig ist, nichts und niemanden, für das oder den es sich einzusetzen lohnt, dann machen auch Handhabbarkeit und Verstehbarkeit wenig Sinn. Natürlich ist klar, dass man sich nicht für alles in der Welt einsetzen kann. Wichtig ist vielmehr, dass man Schwerpunkte setzt, dass man sich über die eigenen Werte klar wird und dass man Entscheidungen trifft, wofür und für wen man sich engagiert. Dabei ist es auch wichtig, dass man Grenzen setzt, d.h. dass man sich nicht für alles und jeden zuständig fühlt. Dies ist unbedingt notwendig, um Überlastung zu vermeiden.

Wie entsteht ein hohes Kohärenzgefühl?

Das Kohärenzgefühl entwickelt sich umso besser, je häufiger eine Person die Erfahrung macht, dass sie Belastungen meistern kann und Stress nicht wehrlos ausgeliefert ist, sondern dass ihr Mittel und Wege zur Verfügung stehen, mit den Anforderungen umzugehen – also je mehr Widerstandsressourcen ihr zur Verfügung stehen. Das Kohärenzgefühl ist somit einerseits die wichtigste Widerstandsressource überhaupt, andererseits entwickelt es sich gleichsam als Summe aller Erfahrungen, die Menschen im Umgang mit Stress haben: Je größer ihr Potenzial an Widerstandsressourcen und je effizienter sie diese einsetzen, umso besser werden sie dem Stress begegnen können. Die Belastungen werden ihnen sogar nicht nur weniger anhaben können, sondern sie werden in der Auseinandersetzung mit ihnen noch wachsen, da die positive Erfahrung, etwas Schwieriges geschafft zu haben, Kräfte freisetzt, motiviert und das Selbstbewusstsein und die Sicherheit über die eigenen Fähigkeiten steigert.

Wie kann man das Kohärenzgefühl steigern?

Die Steigerung des Kohärenzgefühls ist dadurch möglich, dass man lernt, Verstehbarkeit, Handhabbarkeit und Bedeutsamkeit im Alltag und in Belastungssituationen herzustellen.
Ein hohes Ausmaß an *Verstehbarkeit* ist der salutogenetischen Theorie zufolge am ehesten dann zu erreichen, wenn eine Person in ihrem Lebensumfeld viel Konsistenz erfährt. Was heißt das? Konsistenz bedeutet im psychologischen Sinne, dass ein gewisses Maß an Regelhaftigkeit gegeben ist, dass Dinge, Abläufe, Beziehungen in sich stimmig sind und ohne innere Widersprüche, dass Zusammenhänge bestehen und erkannt werden können.

Verstehbarkeit stellt sich daher vor allem dann ein, wenn man den Alltag so gestaltet, dass Dinge und Abläufe geordnet sind, dass sie mit einer gewissen Routine ablaufen, sich wiederholen und zusammenpassen.

Doch auch bei bester Organisation und Voraussicht gerät man immer wieder in Situationen, die neu sind, völlig ungeplant und mit denen man zunächst nicht umzugehen weiß. Um auch in solchen Belastungssituationen ein hohes Ausmaß an Verstehbarkeit aufrecht zu erhalten, ist es wichtig, sich in Ruhe ein Bild von der unklaren Lage zu verschaffen und möglichst viele Informationen zur Situation zu sammeln. Dabei helfen oft Fragen wie die folgenden:

- Wer ist an der Situation außer mir noch beteiligt?
- Was möchte ich erreichen, worum geht es mir?
- Was möchten die anderen erreichen, worum geht es ihnen?
- Wofür trage ich die Verantwortung?
- Wofür sind die anderen verantwortlich?
- Was möchte ich tun und welche Konsequenzen wird mein Verhalten kurzfristig/langfristig haben?
- Habe ich eine ähnliche Situation schon einmal erlebt?
- Wenn ja: Was habe ich damals richtig gemacht? Kann das auch dieses Mal helfen?
- Was habe ich bisher in vergleichbaren Situationen falsch gemacht? Welchen Fehler sollte ich vermeiden?

Wenn einem in einer belastenden Situation die Informationen nicht direkt zur Verfügung stehen, hilft es, andere zu fragen (BeraterInnen, ExpertInnen, LehrerInnen, MitschülerInnen etc.) oder sich zusätzliche Informationen - z.B. aus Büchern oder dem Internet - zu suchen.

Die *Handhabbarkeit* als der eher praktische Teil des Kohärenzgefühls ist umso stärker ausgeprägt, je vielfältiger das Handlungsrepertoire einer Person für die verschiedenen Lebenssituationen, Aufgaben und Anforderungen ist. Verfügt man über viele unterschiedliche Möglichkeiten, um auf Belastungssituationen zu reagieren, so fühlt man sich seltener überfordert. Es ist daher sinnvoll, das eigene Handlungsspektrum zu erweitern und neue Bewältigungsmöglichkeiten für Stress-Situationen kennen zu lernen und auszuprobieren. Dazu gehört z.B., wie man in einer selbstsicheren Art seine Interessen ausdrückt, Forderungen stellt oder auch an einen gestellte Forderungen, die unberechtigt sind oder einen selbst überfordern, zurückweist.

Da man nicht alle Aufgaben des Lebens allein lösen kann, steigert man die Handhabbarkeit auch dadurch, dass man andere Menschen um Hilfe bittet und dadurch, dass man bestimmte Aufgaben anderen Personen anvertraut oder delegiert. Diese Personen heißen in der salutogenetischen Literatur „Legitimierte Andere“: Es sind Menschen, denen ich vertraue und denen ich mehr oder minder explizit das Recht einräume, Dinge für mich regeln zu dürfen. Andererseits haben sich diese Menschen – ebenfalls mehr oder minder explizit – verpflichtet, bestimmte Dinge für mich zu tun oder in einigen Lebensbereichen für mich Verantwortung zu übernehmen.

Das Gefühl der Handhabbarkeit stellt sich dauerhaft nur ein, wenn man sich den Aufgaben des Lebens gewachsen fühlt. Das schließt nicht aus, dass es immer wieder einmal Phasen geben kann, in denen man sich überfordert fühlt, wo einem die Dinge über den Kopf wachsen und einfach zu viele Aufgaben gleichzeitig auf einen einstürmen. Wichtig ist aber, dass solche Phasen von Stress ausgeglichen werden, dass es zu einer ausgewogenen Balance von Anspannungen und Entlastung kommt. Um es in der Flussmetapher auszudrücken: Es ist wichtig, die ruhigen Flussabschnitte zu erkennen und zu genießen. Hier kann man sich von anstrengenden Phasen erholen und Kraft für neue Anforderungen schöpfen. Sowohl um sich auf Belastungssituationen vorzubereiten als auch, um sich von vergangenen Belastungen zu erholen, ist es günstig, sich zu entspannen und sich etwas Gutes zu tun.

Ein Ungleichgewicht in der Belastungsbalance kann natürlich auch dadurch entstehen, dass jemand über längere Zeit oder dauerhaft unterfordert ist. Wenn man z.B. ständig langweilige Routinetätigkeiten ausüben muss, wenn einem alles von besorgten Eltern oder einem Partner abgenommen wird oder wenn man nicht weiß, wie man seine Tage irgendwie sinnvoll, interessant oder abwechslungsreich gestalten kann, führt dies ebenso zu einem Ungleichgewicht und letztlich zu dem Gefühl mangelnder Handhabbarkeit, da man die eigenen Fähigkeiten überhaupt nicht erproben und überprüfen kann.

Um die *Bedeutsamkeit* zu stärken ist es notwendig, die Bereiche im Leben zu bestimmen, die einem wichtig sind und bei denen man mit dem ganzen Herzen bei der Sache ist. Man kann und muss sich nicht für alles interessieren und überall engagieren, sondern man muss lernen, mit den eigenen Energien zu haushalten und sie zielgerichtet dort einzusetzen, wo man es wichtig findet.

Die folgenden Fragen können dabei helfen, wichtige Lebensbereiche zu identifizieren:

- Was möchte ich (noch) erreichen? Was möchte ich (noch) erleben?
- Wo lohnt sich mein Engagement, wo kann ich Einfluss nehmen und in welchen Bereichen ist dies nicht der Fall?
- Wo kann ich meine Energie sparen? Woran kann ich nichts ändern?
- Wo zähle ich? Wo kommt es auf mich an?

Wie oben erwähnt kann man sich nicht für alles und alle auf der Welt interessieren und engagieren. Ein hohes Gefühl von Bedeutsamkeit kann sich jedoch nicht einstellen, wenn man Bedeutsamkeit nicht in seinen eigenen wichtigsten Lebensbereichen – und das sind bei den meisten Menschen die Familie und der Arbeitsplatz – erfährt. Um das Gefühl der Bedeutsamkeit zu haben, müssen Menschen in ihren wichtigsten Beziehungen und an ihrem Arbeitsplatz erfahren, dass sie wichtig sind, dass sie teilhaben, dass sie Einfluss haben. Kurz: dass es einen Unterschied macht, ob sie da sind oder nicht. Sich überflüssig zu fühlen ist eine äußerst schlechte Bedingung für die Variable Bedeutsamkeit – und damit für das Kohärenzgefühl und die Gesundheit.

Die folgende Tabelle zeigt noch einmal die drei Komponenten des Kohärenzgefühls und die Bedingungen, die diese fördern:

Kohärenzgefühl	**zu steigern durch**
Verstehbarkeit	Konsistenz
Handhabbarkeit	Belastungsbalance
Bedeutsamkeit	Teilhabe

Zusammenfassung

Zum Abschluss sind die Grundannahmen des salutogenetischen Konzepts noch einmal in einer Abbildung zusammengefasst:

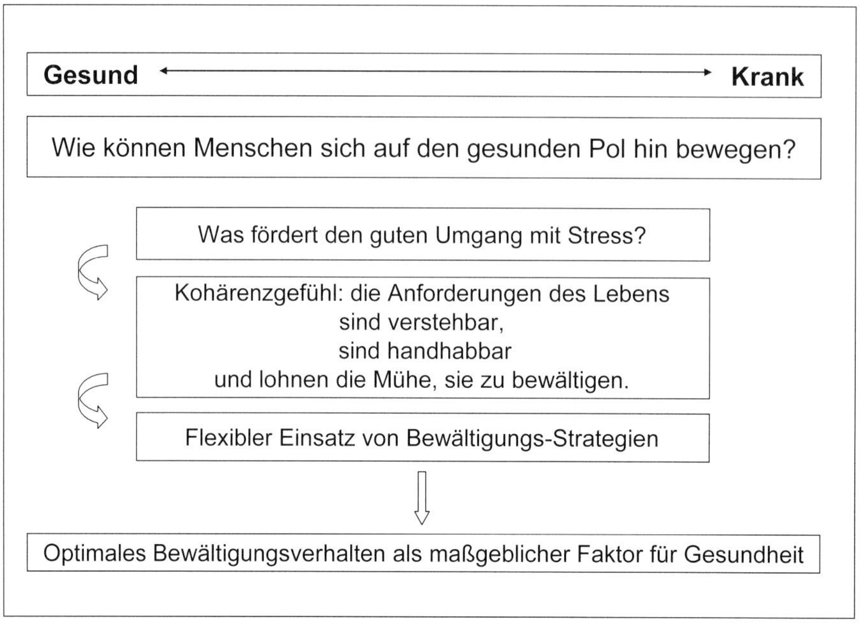

HEDE Training

Mein Ehrentag (M 3-2)

Stellen Sie sich vor, Sie würden Ihren 70. Geburtstag oder einen anderen Ehrentag feiern. Sie haben die Menschen eingeladen, die Ihnen besonders wichtig sind. In den letzten Jahren haben Sie viel erlebt.

An einem solchen Ehrentag werden natürlich Reden gehalten. Bitte überlegen Sie, was in einer solchen Rede über Sie - den Ehrengast - vorkommen soll!

- Welche Lebensereignisse werden besonders hervorgehoben?
- Welche Lebensphasen waren besonders bedeutsam?
- Auf welche Fähigkeiten und Eigenschaften sind Sie besonders stolz?
- Was hat Ihnen besonders am Herzen gelegen?
- Worin waren Sie erfolgreich? Mit welchen Leistungen sind sie zufrieden?
- Wo und wem waren/ sind sie wichtig?
- Was wünschen sie sich für die Zukunft? Was möchten Sie (noch) erleben oder erreichen?
- Was haben Sie erreicht?

Versetzen Sie sich in die Situation und notieren Sie einige Stichpunkte für die Rede!

HEDE Training

Das Drei-Ebenen Modell des Verhaltens (M 4-1)

Der Begriff „Verhalten“ hat in der Alltagssprache und in der Wissenschaft eine etwas unterschiedliche Bedeutung. Im Alltag verstehen wir unter Verhalten das, was eine Person tut – und das kann dann ein normales Verhalten sein oder komisches Verhalten, Verhalten kann vertraut sein oder fremd, gesund oder merkwürdig usw.

Wissenschaftlich wird Verhalten als ein komplexes Geschehen verstanden, das sich aus drei Komponenten zusammensetzt:

Die erste Komponente umfasst das, was im Körper vor sich geht. Etwa, dass man in einer Situation, in der man nicht weiß, was von einem erwartet wird, Herzrasen bekommt oder schwitzige Hände.

Die zweite Komponente bezieht sich auf die Gedanken und Gefühle, die man in dieser bestimmten Situation hat. Im obigen Beispiel denkt man vielleicht: „Hilfe, was soll ich denn jetzt nur machen? Ich hab absolut keine Idee, was hier von mir erwartet wird.“ Und diese Gedanken sind von Gefühlen begleitet: man fühlt sich unsicher, ängstlich, hilflos, vielleicht ausgeliefert.

Die dritte Komponente schließlich bezeichnet das, was man tut, wie man sich - von außen beobachtbar - verhält: man stottert etwas oder geht forsch auf eine andere anwesende Person zu, zupft die Krawatte zurecht oder zündet sich eine Zigarette an.

Diese drei Komponenten werden ‚Verhaltensebenen’ genannt:

- Die Ebene der Körperreaktionen heißt somatisch-physiologische Ebene,
- die Ebene der Gedanken und Gefühle ist die kognitive Ebene,
- die Ebene des äußerlich erkennbaren Verhaltens heißt motorische Ebene.

In der folgenden Abbildung werden diese drei Ebenen noch einmal an einem Beispiel verdeutlicht. Dargestellt werden im obersten Kasten verschiedene Situationen, in den unteren Kästen werden dann verschiedene Möglichkeiten des Verhaltens in diesen Situationen dargestellt.

Die Abbildung macht darüber hinaus eine weitere wichtige Aussage über die Verhaltensebenen: Diese sind nämlich nicht isoliert, sondern sie interagieren miteinander und beeinflussen sich gegenseitig. Diese Beeinflussungen geschehen zwischen allen Ebenen. In der Abbildung ist dies dadurch erkenntlich, dass die Pfeile in beide Richtungen verlaufen. Zum besseren Verständnis dieser Tatsache der gegenseitigen Beeinflussung der Verhaltensebenen verfolgen Sie am besten einige Pfeile – Sie werden sehen, dass sowohl die Gedanken die

Körperreaktionen beeinflussen, als auch die Körperreaktionen Einfluss auf die Gedanken und Gefühle haben usw.

Obwohl an jedem Verhalten immer alle drei Verhaltensebenen beteiligt sind, ist ihre Beteiligung nicht immer gleich stark und je nach Person unterschiedlich: Manche Menschen reagieren in Stresssituationen vor allem auf der kognitiven Ebene, sie bekommen Angst, fühlen sich bedroht und denken, sie würden das alles nie schaffen, würden verrückt. Andere hingegen reagieren auf der körperlichen Ebene: Sie bekommen Kopfschmerzen, Durchfall, Magenschmerzen. So unterschiedlich jedoch die Reaktionsmuster auch ausfallen: In jedem Fall sind alle drei Ebenen an der Reaktion beteiligt, auch wenn dies dem Betroffenen nicht immer bewusst ist.

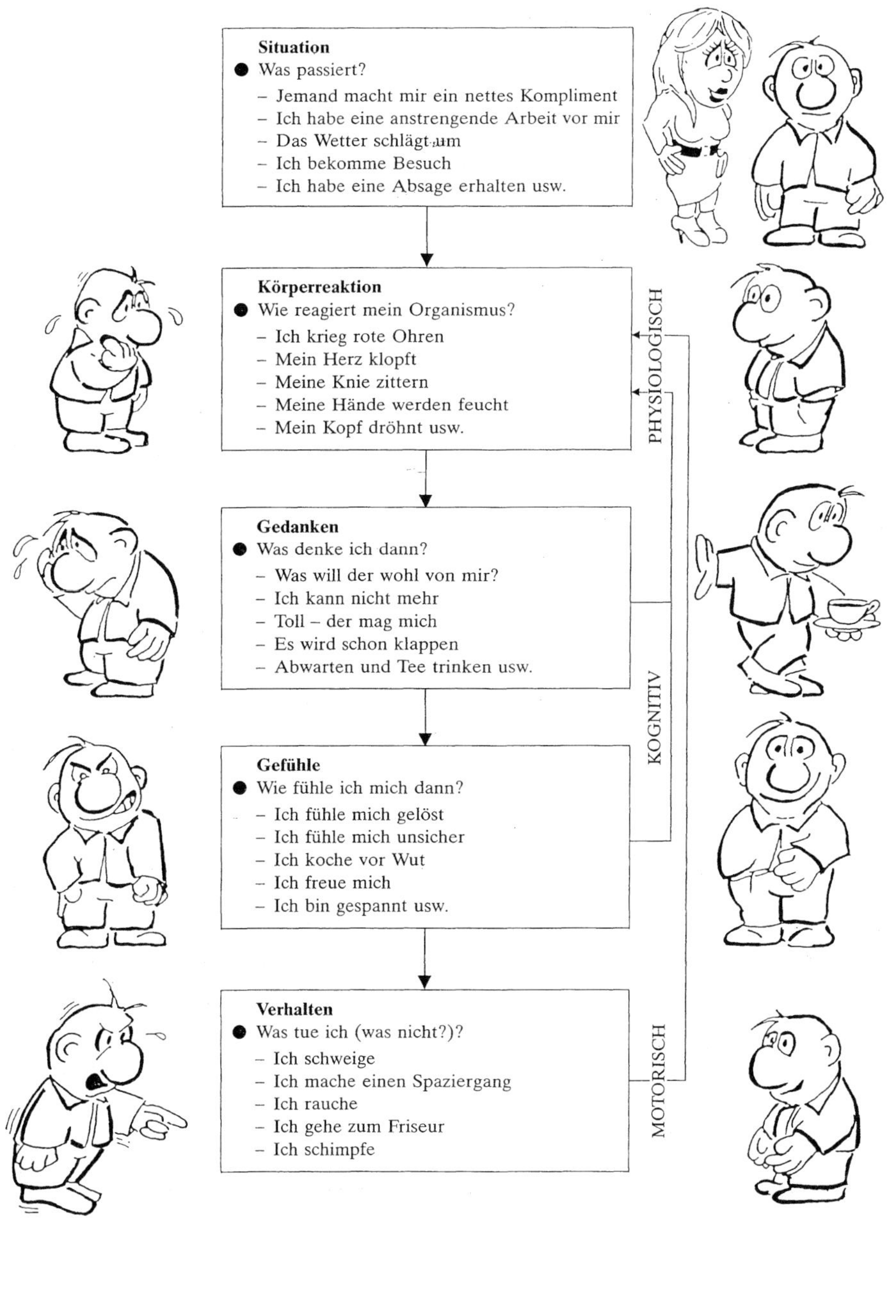

HEDE Training

Unterstützungsressourcen (M 5-1)

Als wesentliche Faktoren, die daran beteiligt sind, dass Menschen sich auf den gesunden Pol des HEDE-Kontinuums hin bewegen, haben Sie die Widerstandsressourcen kennen gelernt – je mehr Widerstandsfaktoren einer Person zur Verfügung stehen, umso stärker kann sich ihr Kohärenzgefühl ausbilden und umso mehr ist sie in der Lage, flexibel und situationsangemessen auf Stress zu reagieren bzw. Belastungen zu bewältigen.

Doch Menschen müssen ja nicht pausenlos Stress bewältigen. Es gibt auch ruhige Phasen, Spiel, Liebe, Freude, Feiern und ungehemmtes Lustigsein. Um es in der Flussmetapher auszudrücken: Es gibt auch Abschnitte, in denen der Fluss kaum Strömung hat, sondern munter durch Wiesen fließt oder gemächlich unter Bäumen entlang plätschert. Man kann sich auf dem Rücken treiben lassen, die Blumen am Ufer bewundern, einen Baumstamm als Floß benutzen oder sich mit anderen Schwimmern und Schwimmerinnen bei Wasserspielen vergnügen. Dies alles dient der Entspannung und Erholung und erhöht das Gefühl der Belastungsbalance und damit der Handhabbarkeit. Es macht aber auch einfach Spaß, steigert Lebensfreude und Lebensqualität und fördert damit die Gesundheit.

Es gibt somit Faktoren, die als positive Ressourcen direkt die Gesundheit fördern. Wir haben diese Ressourcen ‚Unterstützungsressourcen' genannt. Im ursprünglichen Konzept von Antonovsky spielen sie keine Rolle. Wir gehen jedoch davon aus, dass die Unterstützungsressourcen ebenfalls auch auf das Kohärenzgefühl einwirken: Zu den Unterstützungsressourcen gehören z.B. die Fähigkeit, ein positives Lebensgefühl und Wohlbefinden herzustellen, Zielgerichtetheit, Selbstaktualisierungstendenz, Motivation zum Lernen und zur Weiterentwicklung, Humor, Genussfähigkeit und Liebesfähigkeit.

Wir gehen davon aus, dass Stressbewältigung nur ein Teil von gelungener aktiver Adaptation ist. Der andere Teil sind gesundheits- und adaptationsfördernde Kognitionen, Emotionen und Verhaltensweisen. Diese Faktoren wirken nicht nur als Puffer gegen Stress und Belastung, sondern sie tragen aktiv zu Gesundheit und Anpassung bei.

Die Bewegung auf dem HEDE-Kontinuum kann somit auf zwei Wegen geschehen: über das Bewältigungsverhalten oder über den zweiten Weg des Unterstützungsverhaltens: In beiden spielt das Kohärenzgefühl eine wichtige Rolle: Es beeinflusst die Überzeugung der Menschen, dass sie den Anforderungen des Lebens gewachsen sind und darüber hinaus erhöht es die Motivation, sich gesundheitsförderlich zu verhalten.

Die folgende Abbildung verdeutlicht die zwei Wege, die die Bewegung auf dem HEDE-Kontinuum beeinflussen.

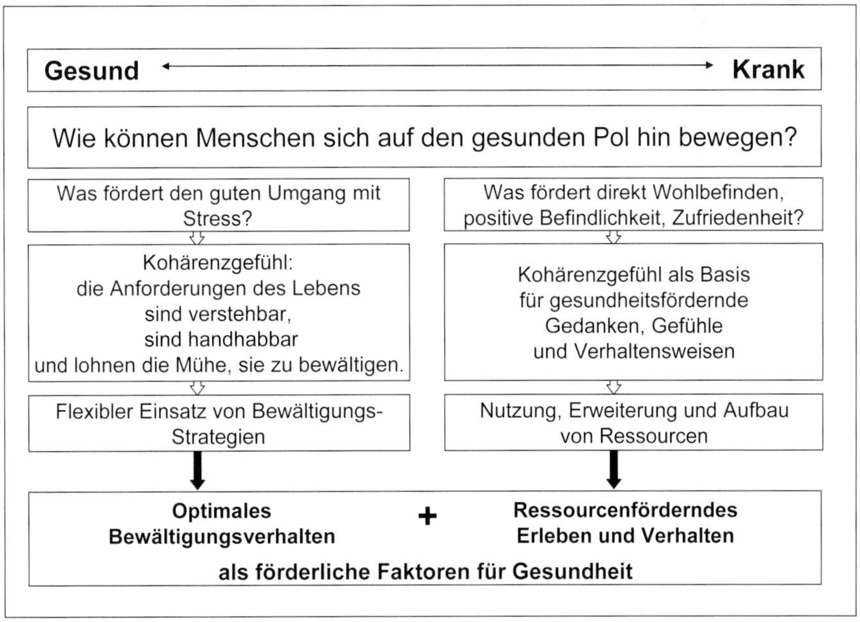

Diese Überlegungen fassen wir abschließend noch einmal in der Flussmetapher zusammen:

Wir alle sind von unserer Geburt bis zum Tod im Fluss des Lebens. Dieser Fluss fließt nicht träge und gleichförmig dahin, sondern er hat einen lebhaften Verlauf und man muss immer aufpassen, dass man sich den unterschiedlichen Bedingungen anpasst. Es gibt auch schwer zu bewältigende Abschnitte mit Wasserfällen und Stromschnellen aus, und es gibt Gebiete, in denen die gefährlichen Wasserlebewesen lauern. Dort kommt es darauf an, wachsam zu sein und alle verfügbaren Bewältigungsressourcen zu aktivieren, um den schwierigen Situationen gewachsen zu sein. Es gibt aber auch Flussabschnitte, in denen der Fluss fröhlich dahin plätschert, in denen man die Landschaft genießen kann und sich mit den anderen Schwimmerinnen und Schwimmern vergnügt. Hier kann man sich entspannen und erholen und kann die Aufmerksamkeit etwas schleifen lassen.

Von der Quelle bis zur Mündung hat der Fluss einen wechselvollen Verlauf und es ist wichtig zu erkennen, wann es zu kämpfen gilt und wann Erholen und Genießen im Vordergrund stehen, da für die unterschiedlichen Phasen unterschiedliche Fähigkeiten notwendig sind. Für die gelungene Adaptation an die Umwelt und dafür, möglichst gesund zu bleiben, scheint in jedem Fall beides ausschlaggebend zu sein.

HEDE Training

Sich-etwas-Gutes-Tun (M 5-2)

Das abgebildete Kartenset mit den für die Übung wichtigen Aussagen ist auf der beiliegenden CD so formatiert, dass es direkt auf handelsübliche Visiten- oder Karteikartenvorlagen aufgedruckt werden kann.

Ich nehme mir viel Zeit für Dinge, die mir Spaß machen.	Ich tue mir selbst mindestens so viel Gutes, wie anderen.
Es fällt mir leichter, für das Wohlbefinden anderer zu sorgen als für mein eigenes.	Wenn ich mich gestresst fühle, finde ich es schwer, die schönen Seiten des Lebens zu genießen.
Ich weiß sehr genau, was mir gut tut.	Eigentlich gibt es für mich jeden Tag etwas, das ich genießen kann.
Ich habe einfach keine Zeit für Dinge, die nur zu meinem Vergnügen sind.	Es kommt mir etwas übertrieben vor, etwas zu tun, um mich selbst zu verwöhnen.
Ich habe nie gelernt, so richtig zu genießen.	Genießen kann ich nur richtig, wenn ich Abstand vom Alltag habe.
Wenn ich mich belastet fühle, achte ich immer darauf, mir zum Ausgleich etwas Gutes zu tun.	Wenn ich etwas genieße, merke ich oft nicht, wann es genug ist.
Ich habe nie ein schlechtes Gewissen dabei, mir selber etwas zu gönnen.	

HEDE Training

Konsistenz im eigenen Leben (M 6-1.1)

Bei den folgenden Aussagen geht es um das Thema der Konsistenz im eigenen Leben. Die Aussagen auf der linken Seite sind denen auf der rechten Seite gegenübergestellt.
Kreuzen Sie bitte bei jedem dieser Paare an, zu welcher Seite Sie mehr tendieren. Wenn Sie Ihre Kreuze durch eine Linie verbinden, erhalten Sie ein Profil.

	++	+	0	+	++	
Die Anforderungen im Beruf sind für mich überschaubar.	□	□	□	□	□	Die Anforderungen im Beruf verwirren mich.
Ich weiß, was im Beruf von mir erwartet wird.	□	□	□	□	□	Was im Beruf von mir erwartet wird, ist mir unklar.
In meinem Haushalt ist klar, welche Aufgaben anstehen und was zu tun ist.	□	□	□	□	□	In meinem Haushalt herrscht Chaos.
Meine Aufgaben im Beruf sind seit längerem gleich.	□	□	□	□	□	Mein Aufgabenbereich ändert sich ständig.
Ich habe für meine private Lebenssituation eine klare Perspektive.	□	□	□	□	□	Ich weiß nicht, wie ich mich privat weiter entwickeln möchte.
Ich habe einen sicheren Arbeitsplatz.	□	□	□	□	□	Ich rechne immer damit, dass ich meine derzeitige Arbeit verliere.
In meiner Familie ist klar, wer wofür zuständig ist.	□	□	□	□	□	In meiner Familie gibt es keine klare Aufgabenverteilung.
Meine Bankangelegenheiten habe ich geregelt.	□	□	□	□	□	Um meine Bankangelegenheiten kümmere ich mich nicht besonders.
Ich habe einen guten Überblick über meine Vertragsangelegenheiten (Versicherungen, Miete, Hypotheken…)	□	□	□	□	□	Ob meine Vertragsangelegenheiten gut geregelt sind, weiß ich nicht.
Ich weiß, an wen ich mich bei behördlichen Angelegenheiten zu wenden habe.	□	□	□	□	□	Mit den Regeln behördlicher Angelegenheiten kenne ich mich nicht aus.

HEDE Training

Konsistenz im eigenen Leben (M 6-1.2)

Bei den folgenden Aussagen geht es um das Thema der Konsistenz im eigenen Leben. Die Aussagen auf der linken Seite sind denen auf der rechten Seite gegenübergestellt.
Kreuzen Sie bitte bei jedem dieser Paare an, zu welcher Seite Sie mehr tendieren. Wenn Sie Ihre Kreuze durch eine Linie verbinden, erhalten Sie ein Profil.

	++	+	0	+	++	
Die Anforderungen im Studium sind für mich überschaubar.	□	□	□	□	□	Die Anforderungen im Studium verwirren mich.
Ich weiß, was im Studium von mir erwartet wird.	□	□	□	□	□	Was im Studium von mir erwartet wird, ist mir unklar.
In dem Haushalt, in dem ich lebe, ist klar, welche Aufgaben anstehen und was zu tun ist.	□	□	□	□	□	In dem Haushalt, in dem ich lebe, herrscht Chaos.
Die Anforderungen im Studium sind seit längerem gleich.	□	□	□	□	□	Die Anforderungen im Studium ändern sich ständig.
Ich habe für meine private Lebenssituation eine klare Perspektive.	□	□	□	□	□	Ich weiß nicht, wie ich mich privat weiter entwickeln möchte.
Ich habe einen Überblick darüber, was mich im Studium noch erwartet.	□	□	□	□	□	Ich weiß nicht, was mich im Studium noch erwartet.
Ich habe einen Plan, welche Leistungen ich schon erbracht habe und kann den weiteren Verlauf meines Studiums vorausschauend planen.	□	□	□	□	□	Ich weiß nicht genau, welche Leistungen ich schon erbracht habe und kann den weiteren Verlauf meines Studiums nur schwer im Voraus planen.
Ich weiß, an wen ich mich bei ganz bestimmten Problemen und Fragen wenden kann.	□	□	□	□	□	Mir fällt es oft schwer, den richtigen Ansprechpartner zu finden.
Ich habe das Gefühl, dass ich gut mit meinen KommilitonInnen mithalten kann.	□	□	□	□	□	Ich fühle mich, als wären die anderen mir immer einen Schritt voraus.
Ich kann meinen beruflichen „Marktwert“ gut einschätzen.	□	□	□	□	□	Ich weiß nicht, ob ich auf dem Arbeitsmarkt gefragt bin.

HEDE Training

Entspannungstraining nach Weitzman (M 6-2)

Setzen Sie sich gemütlich in den Sessel oder legen Sie sich hin und hören Sie gut zu, was ich Ihnen erzählen werde. Ich möchte mit Ihnen eine Reihe von Fragen durchgehen. Obwohl jede Frage entweder mit ja oder nein beantwortet werden könnte, ist es nicht erforderlich, dass Sie „Ja“ oder „Nein“ aussprechen oder auch nur in Gedanken bejahen oder verneinen, denn Ihre eigene spezielle Reaktion auf die Frage stellt bereits die Antwort auf die Frage dar. Das wird im Verlauf unserer Übung ganz deutlich werden. Denken Sie nur daran, auf meine Fragen zu hören, und wundern Sie sich nicht, wenn einige davon Ihnen etwas ungewöhnlich vorkommen. Lassen Sie nur einfach auf jede Frage die entsprechende Reaktion zu. Dabei spielt es gar keine Rolle, wie Sie reagieren – es ist immer recht so. Falsch oder richtig gibt es hierbei nicht.

Geben Sie einfach auf jede Frage die Antwort in Form Ihrer eigenen Reaktion (5 Sekunden Pause).

Setzen oder legen Sie sich ganz locker und entspannt hin. Schließen Sie die Augen (5 Sekunden Pause). Ich stelle Ihnen nun der Reihe nach die Fragen.

Können Sie sich den Punkt bewusst machen, an dem Ihr Hinterkopf die intensivste Berührung mit dem Sessel oder Fußboden hat? (5 Sek. Pause).

Können Sie sich den Zwischenraum zwischen Ihren Ohren vorstellen? (5 Sek. Pause).

Können Sie sich bewusst machen, wie nahe Ihr Atem an den Augenhintergrund gelangt, wenn Sie Luft holen? (5 Sek. Pause).

Können Sie sich vorstellen, dass Sie etwas anschauen, das sehr weit entfernt ist? (5 Sek. Pause).

Können Sie bewusst spüren, wo Ihre Arme den Sessel berühren? (5 Sek. Pause). Und an welchen Punkten Ihre Arme den Kontakt mit dem Sessel verlieren? (5 Sek. Pause).

Berühren Sie mit dem linken oder rechten Fuß den Fußboden? Und falls Sie mit einem oder beiden Füßen den Fußboden berühren, können Sie den Boden unter Ihren Füßen fühlen? (5 Sek. Pause).

Können Sie sich Ihr Mundinneres bewusst machen? (5 Sek. Pause). Und ist es Ihnen möglich, sich die Lage Ihrer Zunge im Mund deutlich zu machen? (5 Sek. Pause).

Können Sie auch den leisesten Hauch gegen Ihre Wange fühlen? (5 Sek. Pause).

Ist es Ihnen möglich wahrzunehmen, dass ein Arm entspannter ist als der andere? (5 Sek. Pause).

Können Sie irgendwelche Veränderungen in Ihrer Körpertemperatur feststellen? (5 Sek. Pause).

Können Sie sich vorstellen, dass Sie wie auf einer Wolke schweben? (5 Sek. Pause). Oder fühlen Sie sich dafür viel zu schwer? (5 Sek. Pause).

Können Sie sich noch einmal vorstellen, dass Sie etwas weit Entferntes anschauen? (5 Sek. Pause).

Können Sie fühlen wie Ihr Gesicht ganz weich wird? (5 Sek. Pause).

Lassen Sie jetzt noch die Augen geschlossen, so lange Sie es möchten. Wenn Sie sich dann entschließen die Entspannung zu beenden, zählen Sie langsam rückwärts von fünf bis eins und öffnen anschließend die Augen. Räkeln Sie sich einmal kräftig. Sie werden sich gelöst und entspannter fühlen, hellwach und ruhig.

HEDE Training

Die Entspannungsreaktion (M 6-3)

In der Entspannung kommt es zu körperlichen und emotionalen Veränderungen, die als wohltuend erlebt werden. Entspannung ist durch Gefühle des Wohlbefindens, der Ruhe und der Gelöstheit charakterisiert.

Auf der körperlichen Ebene sind folgende Veränderungen typisch:

- Abnahme des Tonus der Skelettmuskulatur
- Periphere Gefäßerweiterung, insbesondere in der Haut
- Geringfügige Verlangsamung des Pulsschlags
- Senkung des arteriellen Blutdrucks
- Verlangsamung der Atemfrequenz
- Gleichmäßigkeit der einzelnen Atemzyklen
- Zunahme der Hautleitfähigkeit
- Veränderungen der hirnelektrischen Aktivität.

Im entspannten Zustand hat man Gefühle von allgemeinem Wohlbefinden und Ruhe, Aufgeregtheit verschwindet und es kommt zu einer Stimmung, die man wissenschaftlich als affektive Gleichgültigkeit bezeichnet. In die Alltagssprache kann man dies als ‚LmA – Stimmung' übersetzen. Affekte und Emotionen lassen sich in dieser Stimmung nur noch schwer provozieren.

Die Wahrnehmungsschwellen sind im Zustand der Entspannung erhöht: Außenreize, also Geräusche, Beleuchtungsveränderungen oder Luftzug verlieren immer mehr die Fähigkeit, eine Reaktion auszulösen. Im Zustand tiefer Entspannung werden sie gar nicht mehr wahrgenommen.

Nach Entspannungs-Übungen stellt sich ein Gefühl des Ausgeruhtseins und Erholtseins in körperlicher und geistiger Hinsicht ein.

HEDE Training

Selbstsicheres Auftreten (M 8-1)

In der folgenden Tabelle sind die wesentlichen Bestimmungsstücke
- selbstunsicheren,
- aggressiven und
- selbstsicheren Verhaltens zusammengefasst.

Selbstunsicheres Verhalten	Aggressives Verhalten	Selbstsicheres Verhalten
Leise, zaghafte Stimme	Brüllende, unkontrollierte Stimme	Klare, deutliche Stimme
Unklare, vage Formulierungen	Drohende Formulierungen	Bestimmte, sachliche Formulierung
Überflüssige Erklärungen	Keine Erklärungen	Kurze eindeutige Begründung
Lange Entschuldigungen	Beleidigende Formulierungen	
Voreiliges Nachgeben	Keine Kompromissbereitschaft	Kompromissbereitschaft
Kein Blickkontakt	Drohgebärden	Offener Blickkontakt
Verleugnung eigener Rechte	Verletzung der Rechte anderer	Berücksichtigung der Rechte des Gegenüber

14 Hausaufgaben

In diesem Kapitel folgen alle Hausaufgabenbogen. Sie sind zudem im DIN-A-4 Format als PDF-Datei auf der CD vorhanden und müssen für die Teilnehmerinnen und Teilnehmer ausgedruckt werden..

HEDE Training Gesundheitskurve im Verlauf meines Lebens (H 1-1)

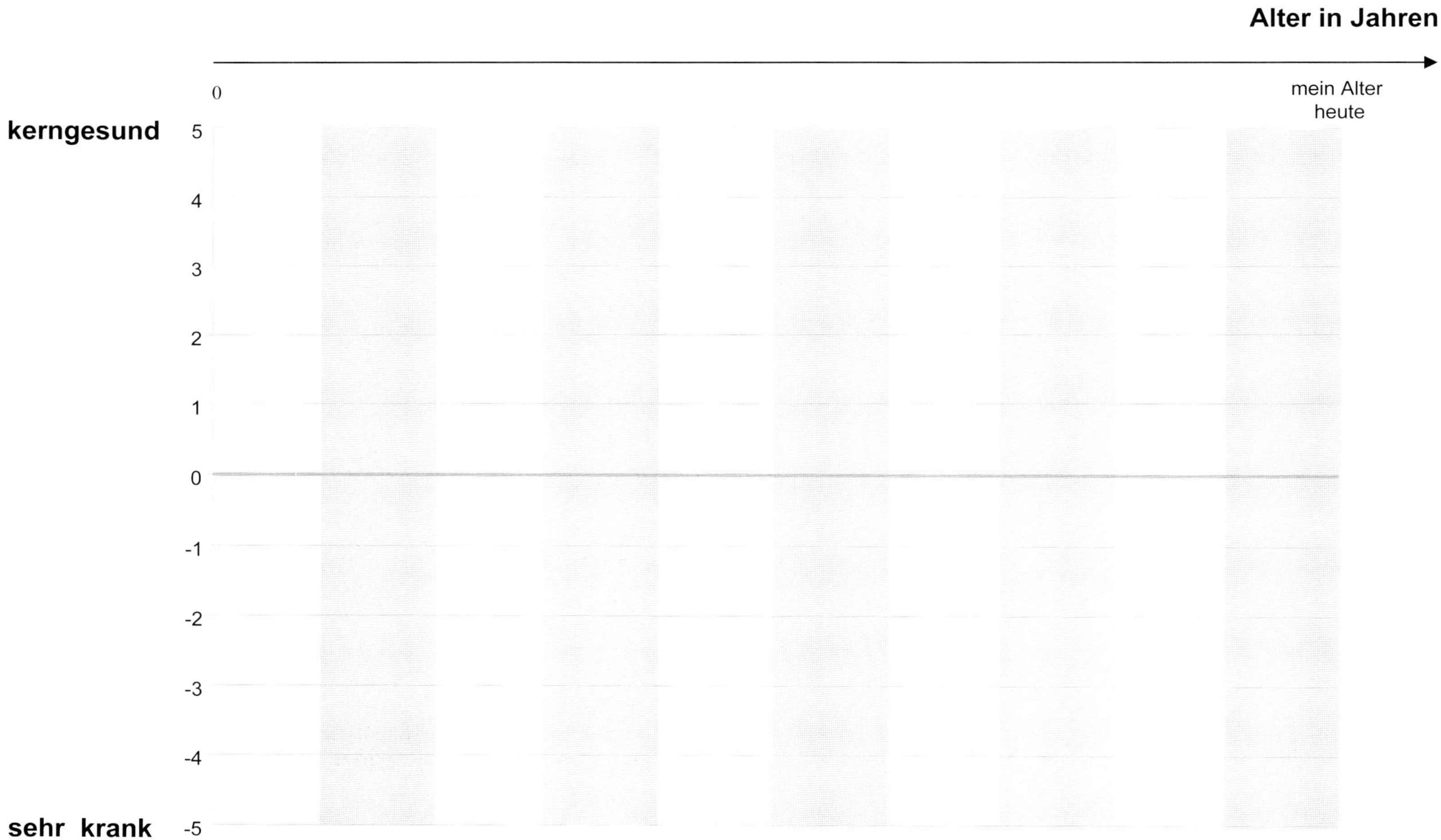

Wann haben Sie sich gesund gefühlt?

Wann haben Sie sich krank gefühlt?

HEDE Training

Mein HEDE-Kontinuum (H 1-2)

Bitte überlegen Sie, welche Dimensionen für Sie wichtig sind, damit Sie sich möglichst gesund fühlen:

HEDE Training

Aufgaben, Belastungen und Ressourcen (H 2-1)

Aufgaben: Für welche Aufgaben sind Sie verantwortlich und zuständig?
Belastungen: In welchen Situationen fühlen Sie sich belastet, angespannt, gestresst?
Ressourcen: Über welche Stärken verfügen Sie, wo tanken Sie immer wieder Kraft auf, was hilft, die Aufgaben und Belastungen zu bewältigen?

Bitte füllen Sie die entsprechenden Spalten aus.

Meine Aufgaben	Belastungen	Meine Ressourcen

HEDE Training

Fragebogen zur Teilhabe (H 3-1)

Die folgenden Aussagen beziehen sich darauf, wie viel Einfluss Sie Ihrer Meinung nach auf ihr Leben und in ihrem Umfeld haben. Bitte kreuzen Sie an, was für Sie zutrifft. Beurteilen Sie außerdem, wie wichtig es Ihnen ist, in diesem Bereich Einfluss auszuüben. Richtig und falsch gibt es nicht – die Fragen sollen Ihnen nur eine Hilfestellung beim Nachdenken über ‚Teilhabe' und ‚Bedeutsamkeit' geben.

	nein	eher nein	teils / teils	eher ja	ja	wichtig	unwichtig
Ich kann die Abläufe meiner beruflichen Arbeit so gestalten, wie ich es richtig finde.	1	2	3	4	5		
Ich habe Einfluss auf die Organisation des Haushalts, in dem ich lebe.	1	2	3	4	5		
Ich fühle mich an meiner Arbeitsstelle am richtigen Platz.	1	2	3	4	5		
Das, was ich im Haushalt tue, wird von meiner Familie anerkannt.	1	2	3	4	5		
Ich habe entscheidenden Anteil daran, wie es in meiner Familie / WG läuft.	1	2	3	4	5		
Ich bin in meinem Freundeskreis anerkannt.	1	2	3	4	5		
Ich weiß, wofür ich mich in meinem Leben einsetzen möchte.	1	2	3	4	5		
Ich weiß dass es Menschen gibt, denen ich sehr wichtig bin.	1	2	3	4	5		
Es gibt Personen, die ich beeinflussen will.	1	2	3	4	5		
Bei bestimmten Dingen ist mir wichtig, dass sie in einer ganz bestimmten Weise getan werden.	1	2	3	4	5		

HEDE Training

Wofür ich meine Kraft und Energie einsetzen möchte (H 3-2)

Wie verteilen Sie Ihre Energie zur Zeit?

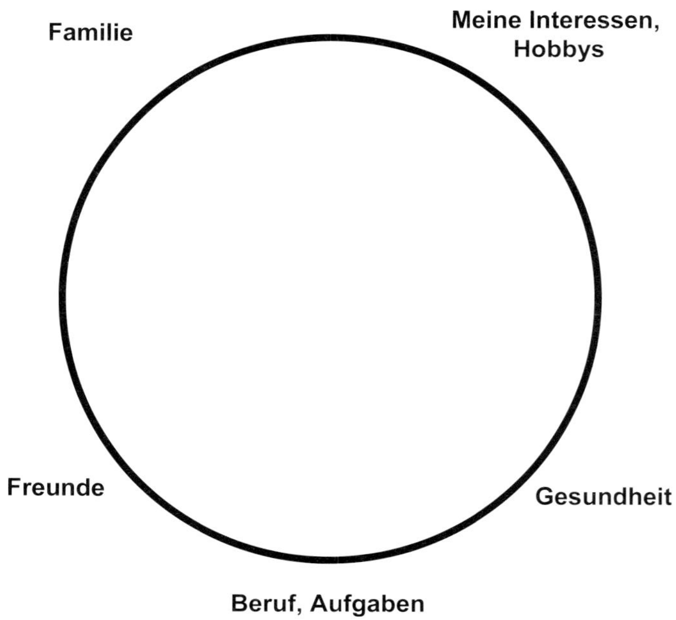

Wie *möchten* Sie sie zur Zeit gerne verteilen?

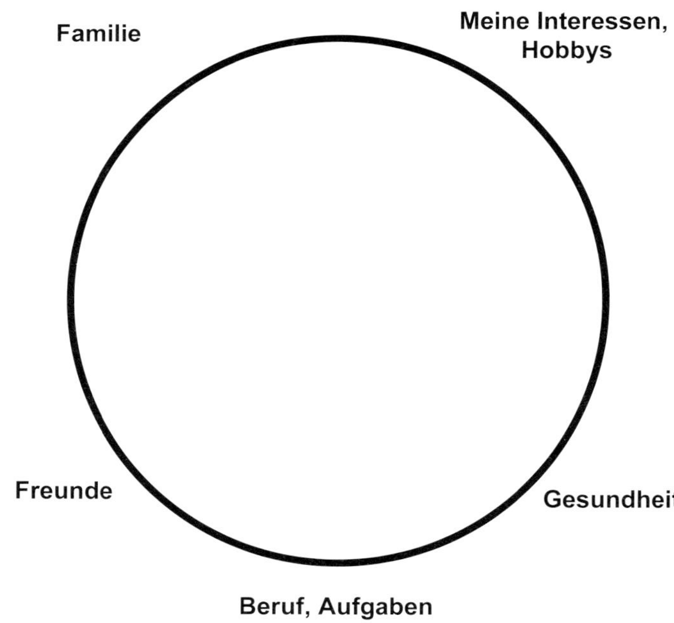

HEDE Training

Bedürfnisse und Wünsche äußern (H 4-1)

Was passiert, wenn Sie einen Wunsch, ein Bedürfnis äußern möchte?
Finden Sie für jeden Tag ein Beispiel! Bitte notieren Sie auch Situationen, in denen Sie einen Wunsch, ein Bedürfnis hatten, dies aber nicht geäußert haben.

Welchen Wunsch hatte ich? Was wollte ich äußern?	Wie hat mein Körper reagiert?	Was habe ich gedacht/mir gesagt?	Welche Gefühle hatte ich?	Was habe ich getan?

HEDE Training

Genussübung (H 5-1)

Achten Sie in dieser Woche einmal bewusst auf die Gerüche, die Sie in Ihrer Umgebung wahrnehmen. Dies können Gerüche aus der Natur sein, Düfte von Speisen und Getränken, von Kosmetikartikeln oder was Ihnen sonst noch im Alltag begegnet.
Wenn möglich, bringen Sie bitte eine Probe Ihres Genuss-Geruchs zur nächsten Sitzung mit.

Welche Gerüche nehmen Sie wahr?	
Welchen Geruch empfinden Sie als angenehm und wohltuend?	
Woran erinnert Sie dieser Geruch?	
Erinnert dieser Geruch Sie an eine Situation die Sie erlebt haben oder an bestimmte Menschen?	
Löst dieser Geruch bei Ihnen bestimmte Gefühle aus? Wenn ja, welche?	
Welchen Genuss oder welches positive Erlebnis verbinden Sie mit dem Geruch?	

HEDE Training

Konsistenz erhöhen (H 6-1)

Wenn Sie sich noch einmal Ihr Profil zur Konsistenz im eigenen Leben anschauen:

In welchen Bereichen möchten Sie etwas verändern, wo möchten Sie die Konsistenz erhöhen?
Wählen Sie einen oder zwei Punkte aus.

Was müssten Sie da tun, um die Konsistenz zu erhöhen?

Womit könnten Sie anfangen?

HEDE Training

Entspannung (H 6-2)

Wann fühlen Sie sich entspannt? **Finden Sie für jeden Tag 1 Beispiel!**

Welche Situation war es?	Wie hat mein Körper reagiert?	Was habe ich mir gesagt?	Welche Gefühle hatte ich?

HEDE Training

Entspannung (H 6-3)

Wann und wo haben Sie die Entspannung geübt?

Wann?							
Wo?							
Ausmaß der Entspannung **10: sehr gut** **1 : sehr schlecht**							

HEDE Training

Mein Ruhebild (H 7-1)

Bitte beschreiben Sie Ihr Ruhebild. Sie können es auch aufmalen oder ein Foto einkleben.

HEDE Training

Informationen einholen (H 7-2)

Aufgabe / Thema:

Welche Erfahrungen haben Sie gemacht?

Was fiel Ihnen leicht?

Was hat Ihnen Schwierigkeiten bereitet?

Haben Sie klare und eindeutige Informationen bekommen?

Wodurch konnten Sie die Informationen besser verstehen?

HEDE Training

Sich selbstsicher verhalten (H 8-1)

Üben Sie, sich selbstsicher zu verhalten und notieren Sie täglich ein Beispiel:
Äußern Sie Ihre Wünsche klar und eindeutig, stellen Sie Forderungen, wo es nötig ist und lehnen Sie Bitten und Forderungen ab, die Ihre Kapazitäten übersteigen.

Welche Situation war es?	Wie habe ich mich dabei gefühlt?	Wie hat mein Körper dabei reagiert?	Was habe ich gesagt und getan?

Wie fand ich die Art, mein Anliegen zu vertreten?	Was ist mir schwergefallen und was könnte ich noch besser machen?
Eher selbstunsicher Eher aggressiv Eher selbstsicher	

HEDE Training

Sich selbstsicher verhalten (H 9-1)

Üben Sie, sich selbstsicher zu verhalten und notieren Sie täglich ein Beispiel:
Äußern Sie Ihre Wünsche klar und eindeutig, stellen Sie Forderungen, wo es nötig ist und lehnen Sie Bitten und Forderungen ab, die Ihre Kapazitäten übersteigen.

Welche Situation war es?	Wie habe ich mich dabei gefühlt?	Wie hat mein Körper dabei reagiert?	Was habe ich gesagt und getan?

Wie fand ich die Art, mein Anliegen zu vertreten?	Was ist mir schwergefallen und was könnte ich noch besser machen?
Eher selbstunsicher Eher aggressiv Eher selbstsicher	

HEDE Training

Mein Trainingserfolg und mein Gesundheitsmotto (H 9-2)

1. Was habe ich in diesem Training gelernt?

2. Was will ich besonders berücksichtigen, um mich auf den Gesundheitspol hin zu bewegen? Nennen Sie die drei wichtigsten Dinge!

a) ______________________

b) ______________________

c) ______________________

3. Was ist mein persönliches Gesundheitsmotto?

15 Evaluation

Um die Effekte des HEDE-Trainings® überprüfen zu können, haben wir einen Evaluationsbogen aus verschiedenen bereits bestehenden Fragebogen zusammengestellt:

- dem von Antonovsky entwickelten Fragebogen zur Lebensorientierung in einer Kurzfassung (Antonovsky 1997)
- dem General Health Questionnaire (GHQ-12) (Goldberg & Williams 1991)
- Fragen zum körperlichen Befinden
- Fragen, inwieweit sich die Befragten den täglichen Aufgaben in verschiedenen Lebensbereichen gewachsen fühlen
- Demographische Angaben

Der Evaluationsbogen ist auf den folgenden Seiten abgebildet und außerdem auf der beiliegenden CD als PDF-Datei gespeichert, um im DIN-A-4 Format ausgedruckt zu werden. Eine ausführliche Anleitung zur Auswertung des Fragebogens befindet sich in Kap. 15.2.

Zum Abschluss noch eine Bitte: Wir sind an einer ständigen Überprüfung der Effekte des HEDE-Trainings® und auch an Erfahrungen zu seiner Durchführbarkeit interessiert. Daher wäre es für uns sehr hilfreich, wenn Sie uns – natürlich anonymisierte! – Evaluationsbogen zusenden würden. Alle, von denen wir Daten erhalten, werden wir über die Ergebnisse unserer Evaluationen informieren. Bitte senden Sie Ihre Daten an:

Prof. Dr. Alexa Franke
TU Dortmund
Fak. Rehabilitationswissenschaften
Rehabilitationspsychologie
44221 Dortmund

15.1 HEDE-Evaluationsbogen

HEDE Training

Im folgenden Fragebogen werden Ihnen einige Fragen zu Ihrer Gesundheit und Ihrem Wohlbefinden gestellt. Bitte beantworten Sie alle Fragen möglichst spontan.

Ihre Antworten werden streng vertraulich behandelt und es werden keine Daten an Dritte weitergegeben. Für uns sind die Daten wichtig, um eventuelle Änderungen Ihrer Antworten nach dem Training feststellen zu können; wir werden Ihnen daher einen vergleichbaren Bogen nach Abschluss des Trainings noch einmal zur Beantwortung geben.

Natürlich stellen wir Ihnen gerne die Auswertung Ihrer Antworten zur Verfügung. Um Ihnen später eine Rückmeldung geben zu können, erhält der Fragebogen eine Codierung, die nur Ihnen bekannt ist.

Bitte beantworten Sie alle der folgenden Fragen. Wenn Sie sich bei einzelnen Fragen nicht sicher sind, wählen Sie die Antwort, die noch am ehesten für Sie zutrifft.

Herzlichen Dank für Ihre Mithilfe!

Codierung	Vorname Ihrer Mutter Erster Buchstabe	☐
	Geburtsdatum Ihrer Mutter	☐☐ ☐☐ ☐☐ Tag Monat Jahr

Beispiel:

Wenn der Vorname Ihrer Mutter „Helga“ lautet,
tragen Sie bitte ein: [H]

Wenn Ihre Muter am 19.3.1953 geboren wurde,
tragen Sie bitte ein: [1][9][0][3][5][3]

Die folgenden Fragen beziehen sich auf verschiedene Aspekte Ihres Lebens. Auf jede Frage gibt es 7 mögliche Antworten. Bitte kreuzen Sie jeweils die Zahl an, die Ihre Antwort ausdrückt. Geben Sie auf jede Frage nur eine Antwort.

1. Haben Sie das Gefühl, dass es Ihnen ziemlich gleichgültig ist, was um Sie herum passiert?

äußerst selten oder nie ① ② ③ ④ ⑤ ⑥ ⑦ sehr oft

2. Waren Sie schon überrascht vom Verhalten von Menschen, die Sie gut zu kennen glaubten?

das ist nie passiert ① ② ③ ④ ⑤ ⑥ ⑦ das kommt immer wieder vor

3. Haben Menschen, auf die Sie gezählt haben, Sie enttäuscht?

das ist nie passiert ① ② ③ ④ ⑤ ⑥ ⑦ das kommt immer wieder vor

4. Bis jetzt hatte Ihr Leben

überhaupt keine klaren Ziele oder einen Zweck ① ② ③ ④ ⑤ ⑥ ⑦ sehr klare Ziele und einen Zweck

5. Haben Sie das Gefühl, ungerecht behandelt zu werden?

sehr oft ① ② ③ ④ ⑤ ⑥ ⑦ sehr selten oder nie

6. Haben Sie das Gefühl, in einer ungewohnten Situation zu sein und nicht zu wissen, was Sie tun sollen?

sehr oft ① ② ③ ④ ⑤ ⑥ ⑦ sehr selten oder nie

7. Das, was Sie täglich tun, ist für Sie eine Quelle

tiefer Freude und Zufriedenheit ① ② ③ ④ ⑤ ⑥ ⑦ von Schmerz und Langeweile

8. Wie oft sind Ihre Gefühle und Ideen ganz durcheinander?

sehr oft ① ② ③ ④ ⑤ ⑥ ⑦ sehr selten oder nie

9. Kommt es vor, dass Sie Gefühle haben, die Sie lieber nicht hätten?

sehr oft ① ② ③ ④ ⑤ ⑥ ⑦ sehr selten oder nie

10. Viele Menschen – auch solche mit einem starken Charakter – fühlen sich in bestimmten Situationen wie ein Pechvogel oder Unglücksrabe. Wie oft haben Sie sich in der Vergangenheit so gefühlt?

nie ① ② ③ ④ ⑤ ⑥ ⑦ sehr oft

11. Wenn etwas passierte, fanden Sie im allgemeinen, dass Sie dessen Bedeutung

über- oder unterschätzten ① ② ③ ④ ⑤ ⑥ ⑦ richtig einschätzten

12. Wie oft haben Sie das Gefühl, dass die Dinge, die Sie täglich tun, wenig Sinn haben?

sehr oft ① ② ③ ④ ⑤ ⑥ ⑦ sehr selten oder nie

13. Wie oft haben Sie Gefühle, bei denen Sie nicht sicher sind, ob Sie sie kontrollieren können?

sehr oft ① ② ③ ④ ⑤ ⑥ ⑦ sehr selten oder nie

Die folgenden Fragen beziehen sich auf Ihre Gesundheit und mögliche körperliche Beschwerden. Wie haben Sie sich **in den vergangenen zwei Wochen** gefühlt?. Bitte beantworten Sie alle Fragen und machen bei der zutreffenden Antwort ein Kreuz.

14. Haben Sie in den letzten beiden Wochen wegen Sorgen weniger geschlafen?

☐ nein, gar nicht ☐ nicht schlechter als üblich ☐ schlechter als üblich ☐ viel schlechter als üblich

15. Haben Sie in den letzten beiden Wochen das Gefühl gehabt, dauernd unter Druck zu stehen?

☐ nein, gar nicht ☐ nicht mehr als üblich ☐ mehr als üblich ☐ viel mehr als üblich

16. Haben Sie sich in den letzten beiden Wochen auf das, was Sie gemacht haben, konzentrieren können?

☐ besser als üblich ☐ so wie üblich ☐ schlechter als üblich ☐ viel schlechter als üblich

17. Haben Sie in den letzten beiden Wochen das Gefühl gehabt, für etwas nützlich zu sein?

☐ mehr als üblich ☐ so wie üblich ☐ weniger als üblich ☐ viel weniger als üblich

18. Haben Sie sich in den letzten beiden Wochen imstande gefühlt, sich mit Ihren Problemen auseinander zu setzen?

☐ besser als üblich ☐ so wie üblich ☐ schlechter als üblich ☐ viel schlechter als üblich

19. Ist es Ihnen in den letzten zwei Wochen schwer gefallen, Entscheidungen zu treffen?

☐ nein, gar nicht ☐ so wie üblich ☐ schwerer als üblich ☐ viel schwerer als üblich

20. Haben Sie in den letzten beiden Wochen den Eindruck gehabt, dass Sie mit Ihren Schwierigkeiten nicht zu Rande gekommen sind?

☐ nein, gar nicht ☐ nicht schlechter als üblich ☐ schlechter als üblich ☐ viel schlechter als üblich

21. Alles in allem, haben Sie sich in den letzten beiden Wochen einigermaßen zufrieden gefühlt?

☐ mehr als üblich ☐ so wie üblich ☐ weniger als üblich ☐ viel weniger als üblich

22. Konnten Sie in den letzten beiden Wochen Ihren Alltagsverpflichtungen mit Freude nachkommen?

☐ mehr als üblich ☐ so wie üblich ☐ weniger als üblich ☐ viel weniger als üblich

23. Haben Sie sich in den letzten beiden Wochen unglücklich und deprimiert gefühlt?

☐ nein, gar nicht ☐ nicht mehr als üblich ☐ mehr als üblich ☐ viel mehr als üblich

24. Haben Sie in den letzten beiden Wochen einen Mangel an Selbstvertrauen gespürt?

☐ nein, gar nicht ☐ nicht mehr als üblich ☐ mehr als üblich ☐ viel mehr als üblich

25. Haben Sie sich in den letzten beiden Wochen wertlos gefühlt?

☐ nein, gar nicht ☐ nicht mehr als üblich ☐ mehr als üblich ☐ viel mehr als üblich

26. Waren Sie während der letzten beiden Wochen entspannt?

☐ mehr als üblich ☐ so wie üblich ☐ weniger als üblich ☐ viel weniger als üblich

27. Waren Sie während der letzten beiden Wochen schmerzfrei?

☐ mehr als üblich ☐ so wie üblich ☐ weniger als üblich ☐ viel weniger als üblich

28. Haben Sie sich in den letzten beiden Wochen leistungsfähig gefühlt?

☐ mehr als üblich ☐ so wie üblich ☐ weniger als üblich ☐ viel weniger als üblich

29. Waren Sie während der letzten beiden Wochen beweglich?

☐ mehr als üblich ☐ so wie üblich ☐ weniger als üblich ☐ viel weniger als üblich

30. Haben Sie sich in den letzten beiden Wochen ausgeruht gefühlt?

☐ mehr als üblich ☐ so wie üblich ☐ weniger als üblich ☐ viel weniger als üblich

31. Fühlten Sie sich in den letzten beiden Wochen fit?

☐ mehr als üblich ☐ so wie üblich ☐ weniger als üblich ☐ viel weniger als üblich

32. Haben Sie sich in den letzten beiden Wochen voller Energie gefühlt?

☐ mehr als üblich ☐ so wie üblich ☐ weniger als üblich ☐ viel weniger als üblich

33. Haben Sie sich in den letzten beiden Wochen wach gefühlt?

☐ mehr als üblich ☐ so wie üblich ☐ weniger als üblich ☐ viel weniger als üblich

34. Haben Sie sich in den letzten beiden Wochen kräftig gefühlt?

☐ mehr als üblich ☐ so wie üblich ☐ weniger als üblich ☐ viel weniger als üblich

35. Haben Sie sich in den letzten beiden Wochen lebendig gefühlt?

☐ mehr als üblich ☐ so wie üblich ☐ weniger als üblich ☐ viel weniger als üblich

36. Haben Sie sich in den letzten beiden Wochen aktiv gefühlt?

☐ mehr als üblich ☐ so wie üblich ☐ weniger als üblich ☐ viel weniger als üblich

Sie müssen tagtäglich mit zahlreichen Aufgaben zurecht kommen. Das gelingt mal besser und mal schlechter. **Wenn Sie an die letzten zwei Wochen denken, wie sehr fühlten Sie sich Ihren Aufgaben gewachsen?**

Bitte bewerten Sie nur die Bereiche, die für Sie zutreffen; wenn etwas für Sie nicht zutrifft, lassen Sie eine Frage aus.

37. …in der Partnerschaft

☐ besser als üblich ☐ so wie üblich ☐ schlechter als üblich ☐ viel schlechter als üblich

38. …im Umgang mit den Kindern

☐ besser als üblich ☐ so wie üblich ☐ schlechter als üblich ☐ viel schlechter als üblich

39. …im Umgang mit den Kindern

☐ besser als üblich ☐ so wie üblich ☐ schlechter als üblich ☐ viel schlechter als üblich

40. …am Arbeitsplatz

☐ besser als üblich ☐ so wie üblich ☐ schlechter als üblich ☐ viel schlechter als üblich

41. …in der Ausbildung / im Studium

☐ besser als üblich ☐ so wie üblich ☐ schlechter als üblich ☐ viel schlechter als üblich

42. …in der Reha

☐ besser als üblich ☐ so wie üblich ☐ schlechter als üblich ☐ viel schlechter als üblich

43. …im Kontakt mit Behörden / Ämtern

☐ besser als üblich ☐ so wie üblich ☐ schlechter als üblich ☐ viel schlechter als üblich

44. …im Kontakt mit fremden Menschen

☐ besser als üblich ☐ so wie üblich ☐ schlechter als üblich ☐ viel schlechter als üblich

45. …bei Hobbys

☐ besser als üblich ☐ so wie üblich ☐ schlechter als üblich ☐ viel schlechter als üblich

46. …im Kontakt mit Therapeuten / Ärzten

☐ besser als üblich ☐ so wie üblich ☐ schlechter als üblich ☐ viel schlechter als üblich

Bitte beantworten Sie zum Schluss noch die folgenden Fragen zu Ihrer Person.

47. Wie alt sind Sie?

- ☐ unter 20 Jahre alt
- ☐ 20-29 Jahre alt
- ☐ 30-39 Jahre alt
- ☐ 40-49 Jahre alt
- ☐ 50-59 Jahre alt
- ☐ 60-69 Jahre alt
- ☐ 70-79 Jahre alt

48. Sind Sie eine Frau oder ein Mann?

- ☐ Frau
- ☐ Mann

Vielen Dank!

15.2 Auswertungsschema zum HEDE-Evaluationsbogen

Der HEDE-Evaluationsbogen kann zur Überprüfung der Trainingseffekte verwendet werden. Der Bogen sollte einmal vor Beginn des Trainings und zu einem zweiten Zeitpunkt nach Ende des Trainings eingesetzt werden. Eine Codierung ermöglicht die personenbezogene Zuordnung der Bogen, bei der die Anonymität der Antwortenden gewahrt bleibt.

Der HEDE-Evaluationsbogen setzt sich aus mehreren Teilen zusammen. Die Fragen Nummer 1–13 orientieren sich an dem von Antonovsky entwickelten Fragebogen zur Lebensorientierung in einer Kurzfassung (Antonovsky 1997). Mit Hilfe dieser Fragen wird das Kohärenzgefühl erfasst. Die Fragen Nummer 14–25 orientieren sich am General Health Questionnaire (GHQ-12), der von Goldberg und Williams entwickelt wurde (Goldberg & Williams 1991). Anhand dieser Items wird die psychische Belastung der Befragten erhoben. Zur Erfassung des körperlichen Befindens dienen die Fragen Nummer 26–36. Inwieweit sich die Befragten den täglichen Aufgaben in verschiedenen Lebensbereichen gewachsen fühlen, wird mit Hilfe der Fragen Nummer 37–46 erhoben. Der Evaluationsbogen schließt mit der Erfassung des Alters und Geschlechts der Antwortenden ab.

Kohärenzgefühl

Der Fragebogen zur Lebensorientierung erfasst das Ausmaß des Kohärenzgefühls. Zur Auswertung des Fragebogens wird ein Summenwert gebildet.

Tabelle 4: Zuordnung der Items bei Fragen zum Kohärenzgefühl

Item Nr.	Richtung
1	negativ
2	negativ
3	negativ
4	positiv
5	positiv
6	positiv
7	negativ
8	positiv
9	positiv
10	negativ
11	positiv
12	positiv
13	positiv

Bei der Berechnung muss allerdings die Richtung der einzelnen Items berücksichtigt werden. Eine Zuordnung der einzelnen Items zeigt Tabelle 4.

Bei positiv gerichteten Items geht der von den Befragten angekreuzte Skalenwert in die Berechnung ein; bei negativ gerichteten Items das jeweilige Pendant. Beispiel 1 veranschaulicht die Zuordnung für die negativ gerichteten Items.

Es sind Summenwerte zwischen 13 und 91 möglich. Hohe Werte werden als stark ausgeprägtes Kohärenzgefühl interpretiert. Bei einer Zufallsstichprobe von Frauen aus Dortmund und Magdeburg zeigte sich beispielsweise ein mittlerer Summenwert von 64 (Franke et al. 1998). Dieser Wert kann als Orientierungshilfe bei der Interpretation dienen.

Psychische Belastung

Das General Health Questionnaire wurde entwickelt, um akute psychische Störungen in der Allgemeinbevölkerung zu identifizieren. Zur Auswertung wird der Summenwert des 12 Items umfassenden Fragebogens berechnet. Dabei werden die Werte für die einzelnen Antworten wie in Beispiel 2 vergeben.
Es sind Summenwerte zwischen 0 und 36 möglich. Als psychisch belastet werden Personen klassifiziert, deren Summenwert bei 12 oder höher liegt.

Körperliches Befinden

Die Items zur Erfassung des körperlichen Befindens wurden von den Autorinnen entwickelt. Zur Beschreibung des aktuellen Befindens der Befragten sollte neben der psychischen Ebene auch die körperliche Ebene berücksichtigt werden. Auf dem Hintergrund der salutogenetischen Sichtweise wurden die Items so formuliert, dass sie ein positives Körpergefühl beschreiben.

Zur Auswertung wird wieder ein Summenwert des 11 Items umfassenden Fragebogens berechnet. Die Werte für die einzelnen Antworten werden wie in Beispiel 3 vergeben.

Es sind Summenwerte zwischen 0 und 33 möglich. Hohe Werte geben ein positives körperliches Befinden wieder.

Bewältigung täglicher Aufgaben

Diese Fragen erfassen, wie sehr sich die Befragten ihren täglichen Aufgaben, z. B. in der Partnerschaft, im Kontakt mit Freunden oder am Arbeitsplatz gewachsen fühlen.

Die Befragten wählen die Aufgabenbereiche aus, die für ihre Lebenssituation relevant sind. Personen, die beispielsweise nicht in einer Partnerschaft leben, lassen diesen Bereich bei der Beantwortung aus. Aufgrund der unterschiedlichen Anzahl relevanter Aufgabenbereiche pro Person werden die Items jeweils einzeln ausgewertet.

Die Zuordnung der Skalenwerte erfolgt wie in Beispiel 4. Hohe Werte sprechen für eine Verbesserung der Aufgabenbewältigung.

Auswertungsbogen

Da wir die Effizienz des Trainings fortlaufend überprüfen möchten, sind wir an der Durchführung der Evaluation interessiert. Wir würden uns freuen, wenn Sie uns Ihre Ergebnisse zukommen lassen würden. Sie können die Daten in den Auswertungsbogen auf der nächsten Seite eintragen und uns zuschicken.

Beispiel 1: Zuordnung der Skalenwerte bei negativ gerichteten Items zum Kohärenzgefühl

	3. Haben Menschen, auf die Sie gezählt haben, Sie enttäuscht?								
	das ist nie passiert	①	②	③	④	⑤	⑥	⑦	das kommt immer wieder vor
Skalenwert		**7**	**6**	**5**	**4**	**3**	**2**	**1**	

Beispiel 2: Zuordnung der Skalenwerte bei Items zur psychischen Belastung

	14. Haben Sie in den letzten beiden Wochen wegen Sorgen weniger geschlafen?			
	☐ nein, gar nicht	☐ nicht schlechter als üblich	☐ schlechter als üblich	☐ viel schlechter als üblich
Skalenwert	**0**	**1**	**2**	**3**

Beispiel 3: Zuordnung der Skalenwerte bei Items zum körperlichen Befinden

	28. Haben Sie sich in den letzten beiden Wochen leistungsfähig gefühlt?			
	☐ mehr als üblich	☐ so wie üblich	☐ weniger als üblich	☐ viel weniger als üblich
Skalenwert	**3**	**2**	**1**	**0**

Beispiel 4: Zuordnung der Skalenwerte bei Items zur Bewältigung täglicher Aufgaben

	Wie sehr fühlten Sie sich Ihren Aufgaben gewachsen? **40. ...am Arbeitsplatz**			
	☐ nein, gar nicht	☐ nicht schlechter als üblich	☐ schlechter als üblich	☐ viel schlechter als üblich
Skalenwert	**3**	**2**	**1**	**0**

Auswertungsbogen HEDE-Training®

Vor Beginn des Trainings															
Codierung	Kohärenzgefühl	Psychische Belastung	Körperliches Befinden	Partnerschaft	Kinder	Freunde	Arbeitsplatz	Ausbildung	Reha	Behörden	Fremde Menschen	Hobbys	Therapeuten	Altersklasse	Geschlecht
Mittelwerte															

Nach Ende des Trainings												
Kohärenzgefühl	Psychische Belastung	Körperliches Befinden	Partnerschaft	Kinder	Freunde	Arbeitsplatz	Ausbildung	Reha	Behörden	Fremde Menschen	Hobbys	Therapeuten

Der abgebildete Auswertungsbogen ist auf der beiliegenden CD so formatiert, dass er im DIN-A-4 Format ausgedruckt werden kann.

Literatur

Antonovsky, A. (1979). *Health, stress and coping*. San Francisco: Jossey Bass.

Antonovsky, A. (1987). *Unraveling the mystery of health. How people manage stress and stay well.* San Francisco: Jossey-Bass. (Dtsch.: Salutogenese. (1997) Tübingen: dgvt-Verlag.)

Bartsch, H.H. & Bengel, J. (1997) (Hrsg). *Salutogenese in der Onkologie*. Basel: Karger.

Bengel, J., Strittmatter, R. & Willmann, H. (2001). *Was erhält Menschen gesund? Antonovskys Modell der Salutogenese – Diskussionsstand und Stellenwert*. Köln: Bundeszentrale für gesundheitliche Aufklärung.

Brieseck, Beate (2006). *Der Jakobusweg als Therapie?* Dortmund, unveröff. Diss.

Broda, M., Bürger, W., Dinger-Broda, A. & Massing, H. (1996). *Die Berus-Studie. Zur Ergebnisevaluation der Therapie psychosomatischer Störungen bei gewerblichen Arbeitnehmern. Eine Katamnesestudie stationärer Verhaltenstherapie bei einer Population von LVA-Versicherten.* Berlin: Westkreuz-Verlag.

Brown, J. & Isaacs, D. (2007). *Das World Café. Kreative Zukunftsgestaltung in Organisationen und Gesellschaft*. Heidelberg: Carl Auer.

Bründel, H. (2004). *Jugendsuizidalität und Salutogenese. Hilfe und Unterstützung für suizidgefährdete Jugendliche.* Stuttgart: Kohlhammer.

Callahan, L. F. & Pincus, T. (1995). The Sense of Coherence Scale in patients with rheumatoid arthritis. *Arthritis Care and Research, 8*, 28-35.

Eriksson, M. (2007) *Unravelling the Mystery of Salutogenesis. The evidence base of the salutogenic research as measured by Antonovsky's Sense of Coherence Scale.* Turku: Folklälsan Research Centre.

Eriksson, M. & Lindström, B. (2007). *The evidence base of the Salutogenesis: Theory, Evidence and Practice*. Abstracts of the 19th IUHPE World Conference on Health Promotion & Health Education, Vancouver, June 10-15, 2007.

Faltermaier, T. (2005). *Gesundheitspsychologie*. Stuttgart: Kohlhammer.

Franke, A. (1991). *Gruppentraining gegen psychosomatische Störungen.* Weinheim: Psychologie Verlags-Union.

Franke, A. (1997). Zum Stand der konzeptionellen und empirischen Entwicklung des Salutogenese-Konzepts. In A. Antonovsky, *Salutogenese. Zur Entmystifizierung der Gesundheit* (S. 171-192). Deutsche, erweiterte Ausgabe, herausgegeben von A. Franke. Tübingen: DGVT-Verlag.

Franke, A. (2006). *Modelle von Gesundheit und Krankheit.* Huber: Bern.

Franke, A., Elsesser, K., Sitzler, F., Algermissen, G. & Kötter, S. (1998). *Gesundheit und Abhängigkeit bei Frauen: Eine salutogenetische Verlaufsstudie.* Cloppenburg: Runge.

Franke, A. & Möller, H. (1993). *Psychologisches Trainingsprogramm zur Gesundheitsförderung.* München: Quintessenz.

Franke, A., Mohn, K., Sitzler, F., Welbrink, & Witte, M. (2001). *Alkohol- und Medikamentenabhängigkeit bei Frauen. Risiken und Widerstandsfaktoren.* Weinheim: Juventa.

Franke, A. & Witte, M. (2005). Between pleasure and abuse – alcohol and medicaments in the lives of women. In European Health Psychology Society (Ed), *Proceedings of the 6th European Conference on Health Promotion and Education*, June 18-21, 2003, Perugia, Italy, Part 1, 236-242.

Frenz, A. W., Carey, M. P. & Jorgensen, R. S. (1993). Psychometric evaluation of Antonovsky`s Sense of Coherence Scale. *Psychological Assessment, 5*, 145-153.

Goldberg, D. & Williams, P. (1991). *A users guide to General Health Questionnaire*. Windsor: NFER-Nelson.

Goldfried, M.R. & Davison, G.C. (1979). *Klinische Verhaltenstherapie.* Berlin: Springer.

Hannöver, W., Michael, A., Meyer, C., Rumpf, H.J., Hapke, U. & John, U. (2004). Die Sense of Coherence Scale von Antonovsky und das Vorliegen einer psychiatrischen Diagnose. Ergänzungen zu den deutschen Normwerten aus einer bevölkerungsrepräsentativen Stichprobe. *Psychotherapie, Psychosomatik, Medizinische Psychologie, 54 (3-4)*, 179-186.

Hofmann, E. (1999). *Progressive Muskelentspannung. EinTrainingsprogramm.* Göttingen: Hogrefe.

Langeland, E., Riise, T., Hanestad, B. R., Nortvedt, M. W., Kritoffersen, K. & Wahl, A. K. (2006). The effect of salutogenic treatment principles on coping with mental health problems. A randomised controlles trial. *Patient Education and Counseling, 62*, 212-219.

Lazar, A., Sandell, R. & Grant, J. (2006). Do psychoanalytic traetments have positive effects on health and health care utilization? Further findings of the Stockholm Outcome of Psychotherapy and Psychoanalysis Project (STOPPP). *Psychotherapy Research, 16(1)*, 51-66.

Lorenz, R. (2004). *Salutogenese. Grundwissen für Psychologen, Mediziner, Gesundheits-und Pflegewissenschaftler.* München: Reinhardt.

Lundberg, O. & Nynström Peck, M. (1994). Sense of coherence, social structure and health. *European Journal of Public Health,* 4, 252-257.

Lutz, R., Herbst, M., Iffland, P. & Schneider, J. (1998). Möglichkeiten der Operationalisierung des Kohärenzgefühls von Antonovsky und deren theoretische Implikationen. In J. Margraf, J.

Siegrist & S. Neumer (Hrsg.). *Gesundheits- oder Krankheitstheorie? Saluto- versus pathogenetische Ansätze im Gesundheitswesen* (S. 171-185). Berlin: Springer.

Maoz, B. (2004). Historische Entwicklung und Praxis der Salutogenese. In S. Gunkel & G. Kruse (Hrsg.), *Salutogenese, Resilienz und Psychotherapie: Was hält gesund? Was bewirkt Heilung?* (S. 69-89). Hannover: Hannoversche Ärzte-Verlags-Union.

Nachbar, K. (2004). *Bewältigung von Drogenabhängigkeit – Retrospektive Einschätzung von Betroffenen*. Dortmund, unveröff. Diss.

Pourgholam-Ernst, A. (2001). *Das Gesundheitserleben von Frauen aus verschiedenen Kulturen*. Dortmund, unveröff. Diss.

Sack, M., Künsebeck, H.-W. & Lamprecht, F. (1997). Kohärenzgefühl und psychosomatischer Behandlungserfolg. *Psychotherapie, Psychosomatik und Medizinische Psychologie, 47*, 56-67.

Schiepek, G., Noichl, F., Tischer, D., Honermann, H. & Elbing, E. (2001). Stationäre Rehabilitation alkoholabhängiger Patienten. Evaluation eines systemisch-ressourcenorientierten Konzepts. *Psychotherapeut, 46*, 243-251.

Schüffel, W.; Brucks, U.; Johnen, R.; Köllner, V.; Lamprecht, F. & Schnyder, U. (Hrsg.): (1998) *Handbuch der Salutogenese. Konzept und Praxis*. Wiesbaden: Ullstein & Mosby.

Schumann, A., Hapke, U., Meyer, C., Rumpf, H.J. & John, U. (2003). Measuring Sense of Coherence with only three items: A useful tool for population surveys. *British Journal of Health Psychology, 8*, 409-421.

Udris, I. & Rimann, M. (2000). Das Kohärenzgefühl: Gesundheitsressource oder Gesundheit selbst? Strukturelle und funktionale Aspekte und ein Validierungsversuch. In H. Wydler, P. Kolip & T. Abel (Hrsg), *Salutogenese und Kohärenzgefühl. Grundlagen, Empirie und Praxis eines gesundheitswissenschaftlichen Konzepts* (S. 129-148). Weinheim: Juventa.

Vaitl, D. & Petermann, F. (Hrsg) (2000). *Handbuch der Entspannungsverfahren*. Band 1: Grundlagen und Methoden. Weinheim: Beltz/PVU.

Wiesmann, U., Rölker, S., Ilg, H., Hirtz, P. & Hannich, H.-J. (2006). Zur Stabilität und Modifizierbarkeit des Kohärenzgefühls aktiver älterer Menschen. *Zeitschrift für Gerontologie und Geriatrie, 39*, 90-99.

Witte, M. (2004). *Kohärenzgefühl und Krankheitsverarbeitung bei Patientinnen und Patienten mit chronischer Polyarthritis*. Frankfurt: Peter Lang.